人本诊疗

以患者为中心的流程再造

原 著 ［美］Rupa S. Valdez ［美］Richard J. Holden

主 译 王 岳 石婧瑜

The Patient Factor

Applications of Patient Ergonomics

科学普及出版社

·北 京·

图书在版编目（CIP）数据

　　人本诊疗：以患者为中心的流程再造 /（美）鲁帕·S. 瓦尔迪兹 (Rupa S. Valdez)，（美）理查德·J. 霍尔顿 (Richard J. Holden) 原著；王岳，石婧瑜主译 . — 北京：科学普及出版社，2024.1

　　书名原文：The Patient Factor：Applications of Patient Ergonomics

　　ISBN 978-7-110-10464-4

　　Ⅰ.①人… Ⅱ.①鲁…②理…③王…④石… Ⅲ.①医院—业务流程—管理 Ⅳ.① R197.32

　　中国国家版本馆 CIP 数据核字（2023）第 091477 号

著作权合同登记号：01-2022-6310

策划编辑	宗俊琳　郭仕薪
责任编辑	孙　超
文字编辑	史慧勤
装帧设计	佳木水轩
责任印制	李晓霖

出　　版	科学普及出版社
发　　行	中国科学技术出版社有限公司发行部
地　　址	北京市海淀区中关村南大街 16 号
邮　　编	100081
发行电话	010-62173865
传　　真	010-62179148
网　　址	http://www.cspbooks.com.cn

开　　本	710mm×1000mm　1/16
字　　数	196 千字
印　　张	15
版　　次	2024 年 1 月第 1 版
印　　次	2024 年 1 月第 1 次印刷
印　　刷	北京长宁印刷有限公司
书　　号	ISBN 978-7-110-10464-4/R·917
定　　价	128.00 元

版权声明

译者名单

主　译　王　岳　石婧瑜

译　者　（以姓氏笔画为序）

王羿博　陈秋岑　徐璐彬

内容提要

本书引进自 CRC 出版社，由 Rupa S.Valdez 教授、Richard J.Holden 教授联合其他权威专家共同打造。本书聚焦于患者工效学这一新兴学科的应用领域，从实践和应用两个角度向我们展示了患者工效学在开展医院流程再造中的价值。书中不仅回顾了患者工效学的含义，讨论了患者工效学在不同背景下的应用，还分析了急诊科、过渡期护理、家庭和社区、零售药店和在线社区等多种场景中的患者工作，以及患者工效学在退伍军人、儿科患者、老年患者、低保障水平患者和从事健康促进群体中的应用。本书非常适合卫生政策制定者、医院管理者、公共卫生从业者、患者工效学的研究者参考阅读。

补充说明：书中参考文献条目众多，为方便读者查阅，已将本书参考文献更新至网络，读者可扫描右侧二维码，关注出版社"焦点医学"官方微信，后台回复"9787110104644"，即可获取。

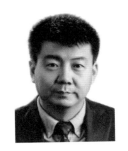

王　岳　法学博士，北京大学医学人文学院副院长，教授，博士研究生导师。中国人体健康科学促进会医学人文与医院管理专委会主任委员，中国卫生法学会学术委员会副主任委员。主要研究方向为卫生政策与卫生法学、医学人文与医患关系、医药政策法制史。

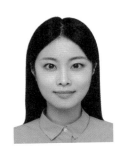

石婧瑜　北京大学公共卫生学院公共卫生应急管理专业博士研究生，首都医科大学社会医学与卫生事业管理硕士。主要研究方向为公共卫生应急管理、卫生政策、医院管理。

原著者简介

Rupa S. Valdez 博士，弗吉尼亚大学（University of Virgini）医学院、工程学院和应用科学学院联合任命的副教授，人因工程学学会（Human Factors and Ergonomics Society，HFES）内部事务部主席和 *JAMIA* 开源期刊副主编，创建并领导了 Blue Trunk 基金会（该基金会是一个非营利性组织，致力于协助慢性疾病患者、残疾人和有与年龄相关健康问题的人去旅行）。就职于全球学和残障研究所（Global Studies and the Disability Studies Initiative）。因其自身残疾，且患有多种慢性疾病，其研究和学术方向也受此影响，她将人因工程学、健康信息学和人类文化学相结合，以阐明居家保健和社区医疗的方法，并帮助人们进行健康管理。其研究非常注重社区参与，并得到了美国国立卫生研究院（National Institutes of Health，NIH）、美国卫生保健研究与质量机构（Agency for Healthcare Research and Quality，AHRQ）和美国国家科学基金会（National Science Foudation，NSF）等机构的支持。研究对象和教学重点主要为少数种族／民族、社会经济地位低下和（或）残疾人群等低保障水平患者。

Richard J. Holden 博士，印第安纳大学（Indiana University，IU）医学院的副教授，IU 健康创新与实施科学中心首席医疗工程师，于威斯康星大学（University of Wisconsin）获得工业工程和心理学的联合博士学位，组织创建了健康创新实验室和大脑安全实验室。其研究采用以人为中心的设计和评估方法来改善健康状况，尤其是老年人的健康状况；专门从事慢性病患者（如老年痴呆症和心力衰竭）及其家庭护理者相关问题的研究。作为科学家，就职于 Regenstrief 研究所，并获得了 2019 年度杰出研究员奖和 Regenstrief 研究所 Venture 奖学金，主持或参与了 20 多项美国联邦政府资助的研究和示范项目，总资助金额超 7500 万美元，并在人因工程学、患者安全和质量、健康信息学和研究方法等领域发表了 150 多篇同行评议作品。

原书序

在医疗保健过程中，患者和医疗保健消费者的参与度越来越高。这一趋势突出了患者的中心地位，同时也表明医院存有应用人因工程学改善患者体验及医疗结果的需求，例如改进患者获取和有效使用医疗保健信息、技术和资源的方法。随之而来的是，患者将更多地参与自身的治疗过程，例如糖尿病患者使用传感设备获得血糖的实时信息；慢性病患者居家使用传感器设备监测身体状况，以保证患者的安全性和独立性；患者通过可移动应用程序访问健康信息；以及患者在家中可以直接访问医院的电子记录数据（Tang 等，2006）。除此之外，社会还需要更好地了解不同患者群体的需求，以便为儿童、老年人、残疾人和低保障水平患者等广大弱势群体创建个性化的医疗和管理方案。随着社交媒体和在线社区的出现，健康促进和预防的重要性日益突出，这从根本上改变了患者的角色（Eysenbach，2000）。另外，通过提高个人健康数据的可用性，将健康记录中的患者信息与传统的医院诊疗流程相结合，正在从根本上改变医疗过程。这促使人们开始关注更广泛的卫生保健参与者，如患者、家属、照护者、公众和各种卫生专业人员，进而增进他们在卫生保健系统中的互助互动。

由此可见，医疗保健将从以医院为基础、以医生为中心的医疗工作系统转变为更加分散的系统，患者成为这个"医疗工作系统"的中心（Holden、Cornet 和 Valdez，2020）。而这一新兴的工作体系也得到了不断发展的医疗技术的支持。推动这一转变的因素包括但不限于以下方面：①越来越多的医疗保健消费者使用卫生信息技术；②移动健康和智能家居技术的发展；③个人在线查询自己的健康信息；④越来越多的患者参与到对自身医疗的决策中（Eysenbach 和 Diepgen，2001）。进而，患者工效学已成为应用人因工程学来研究和改进患者工作的领域（Holden 和 Mickelson，2013）。这里的关键概念是"患者工作"，它不仅强调患者的作用，而且强调患者在医疗系统运作中的核心地位（Valdez 等，2016）。

长期以来，人因工程学一直专注于研究改善传统医疗环境（如医院）中卫生专业人员的诊疗流程和决策方法（Carayon，2016）。相比之下，从患者和其他非专业人士（如家庭成员）的角度出发，关注人为因素是研究诊疗流程和医疗技术生态系统的一个全新视角。本书重点阐述了人因工程学在医疗领域的开创性方法，以及患者工效学的应用，其范围包括从患者工效学方法到改善过渡期护理和优化居家护理，再到社区药房和在线社交网络支持。通过应用人因工程学的方法，帮助读者更好地了解整个诊疗流程，是各章作者的共同目标。从医疗保健实际消费者的角度去看医疗体系中存在的问题、挑战和差距，有助于更好地理解需要改进的方面，从而提高医疗卫生服务的能力和效率。

本书汇集了一众来自不同领域的国际专家，以期从跨学科的视角来思考如何应用人为因素的方法来优化医疗卫生服务。书中各章的共同点在于关注患者工作。该研究的优势之一是从更宽泛的人因工程学领域文献中借鉴研究方法，结合患者工效学的性质，来描述不同情况中的应用。第 1 章和第 12 章阐述了关注这种"以患者为中心"转变的重要性，论证了为什么环境背景很重要，并总结了跨越不同背景的患者工效学应用的关键要点。第 2～6 章呈现了患者工作运作（例如在医院或在家）的患者工效学具体场景。第 7～11 章阐述了患者工效学应用群体。本书涉及不同领域和背景下的患者工作，包括从传统的基于医院的患者工作到虚拟场景中的患者工作。书中所述涵盖了患者工效学的一系列应用情境。

第 2 章：应用人因工程学方法理解急诊中患者的体验。广泛的研究显示患者往往因等待时间和急诊流程问题而感到不满。作者应用人因工程学方法更好地了解了急诊患者的需求，并提出了一套以患者为中心的解决方案，以期在急诊科提供更高效、安全的医疗服务。

第 3 章：过渡期护理中的患者工效学：就诊之旅。过渡期护理是医疗保健过程中一个非常关键且颇具挑战性的工作。由于患者和照护者做了大量过渡期护理工作，因此更需重视从他们的角度来设计解决方案。本章将讨论过渡期患者工作的具体挑战，并提供了两个案例来说明以患者为中心的解决方案。

第 4 章：家庭及社区环境中的患者工效学模型与方法。本章概述了用于家庭和社区环境中患者工作的框架，以期让人因工程学领域的研究者能够进行交叉研究数据的共享和整合。本章还阐述了在家庭和社区中研究以患者工作为中心的活动需要考虑哪些因素，并提供了两个案例来说明。

第 5 章：社区零售药房的患者工效学。患者工效学研究在零售药店的应用尚处于萌芽状态。尽管大量文献表明，患者经常用药不正确（用药错误可诱发疾病或致死），但许多人因工程学工作的焦点却集中在药剂师和药房的工作系统上。在本章中，我们应用了一个不同的视角，将患者看作是主动、平等的团队成员，讨论了改进药物说明书、处方标签和非处方药标签的方便性，以及其他更易于患者理解的方法。

第 6 章：线上社区与社交网络（OCSN）中的人为因素与患者工效学。患者、照护者和临床医生开始普通使用 OCSN，将其作为开展患者工作的载体。OCSN 愈发广泛地被用于开展各项业务，包括发布健康信息、开展医疗管理和协调资源。本章讨论了 OCSN 成为主要的患者工作载体时，OCSN 的信息价值、信息质量和信息解析，以及参与 OCSN 的注意事项和个人隐私问题。本章提供了一个使用 OCSN 干预老龄群体的案例，以及一个非干预性的案例。

第 7 章：退伍军人医护服务设计。应用参与式工效学方法设计心理健康自我管理工具。从战场归来的退伍军人面临着一系列身体、心理和人体工程学问题。本章主要阐述了以退伍老兵为中心、基于移动健康技术手段来开展心理健康干预的方法，旨在持续监测生理和情绪状态，并提供自我护理替代方案。同时，本章还说明了针对退伍老兵这一特殊人群所特有的方法和问题，并提供了设计指南。

第 8 章：儿科中的患者工效学。患者工效学在儿科保健领域尤为重要。与成人患者相比，儿科患者通常依靠非专业护理人员（如家庭成员或监护人）来做出决定，他们是患者医疗管理的组成部分。本章讨论了成人医疗和儿科医疗之间的差异、相关的社会技术系统方面的背景，以及在该领域可能构成挑战的各种不同角色和环境，并应用四个案例研究展示了儿科医疗环境中患者工效学的复杂性。

第 9 章：老年患者的健康状况与护理工作。本章概述了老年人群的特征及其需求，讨论了老年人可能参与的三种与健康相关的工作，即患者工作（与健康管理相关）、保健工作和照护他人的工作（护理工作），并讨论了这些活动在不同地点（如在家中或正式工作环境中）开展所产生的变化，以及基于技术帮助管理信息、支持远程参与和协调护理活动的挑战和机遇。

第 10 章：将影响低保障水平患者健康的社会决定因素纳入患者工作研究。低保障水平患者会遭遇许多与健康相关的不公平对待。在本章中，我们从人体工程学的角度来研究可能造成这种差异的复杂交互因素。作者主张建立一种新模式，将健康的社会决定因素与患者工效学相结合，同时考虑工作系统各组成部分的相互作用来缩小这种差距。本章介绍了两个案例研究，重点是采用人体工程学方法改善这些人群的医疗卫生服务水平，并提出了一些相关建议。

第 11 章：健康促进中患者自我管理、认知工作分析和劝导式设计。患者自我管理涉及规划和维持健康促进活动的各种行为。本章旨在将人因工程学与健康促进和劝导式设计方面的理论联系起来。具体而言，本章探讨了健康促进的理论基础与应用认知工作分析理论开展劝导式设计进行健康促进之间的关系，并讨论了应用劝导式设计开展健康促进工作的作用和建议。

本书各章以一种独特且必要的视角，从人因工程学的研究和实践出发，将患者及其护理者作为研究的关注点，并致力于在各种场景和环境中介绍患者工效学的研究进展。随着医疗卫生服务从医院和诊所转移到更广泛的环境和场景中，尤其是从患者的角度来看，可评估患者体验和就诊流程的人因工程学方法，将成为我们理解越来越复杂医疗过程的重要工具。这就需要我们更好地去理解那些描述和分析患者就诊的方法，如对于癌症等疾病，从诊断到入院治疗，再到出院和居家护理，人因工程学视角能够帮助我们深入了解患者和非正式护理人员在复杂的实际活动中，随着时间推移遇到的决策、任务、过程和问题。理解和分析怎样更好地帮助作为自身医疗过程参与者的患者及其照护者这一目标具有多面性，这样的分析可以让我们明白就诊流程中出现的哪些问题和瓶颈是需要改进的。此外，此类分析还可以让我们了解改进流程的关键要点，例如以新颖、易于理解和更有效的方式去使用技术或自动化，提出改进的新设想或是重新设计解决方案的新方法，以解决一系列医疗领域的问题。

本书介绍了运用患者工效学方法从患者角度去理解复杂过程中重要领域的进展和创新。这些方法有可能以更有效、更高效、更令人愉快的方式对复杂的医疗保健流程进行改进，从而突出患者工效学的关键重要性。

Andre Kushniruk, PhD, FACMI, FIAHSI

Professor and Director, School of Health Information Science,
University of Victoria, Victoria, Canada

参考文献

[1] Carayon, P. (Ed.). (2016). *Handbook of Human Factors and Ergonomics in Health Care and Patient Safety*. Boca Raton, FL: CRC Press.

[2] Eysenbach, G. (2000). Consumer health informatics. *BMJ*, 320(7251), 1713–1716.

[3] Eysenbach, G., & Diepgen, T. L. (2001). The role of e-health and consumer health informatics for evidence-based patient choice in the 21st century. *Clinics in Dermatology*, 19(1), 11–17.

[4] Holden, R. J., Cornet, V. P., & Valdez, R. S. (2020). Patient ergonomics: 10-year mapping review of patient-centered human factors. *Applied Ergonomics*, 82, 102972.

[5] Holden, R. J., & Mickelson, R. S. (2013, September). Performance barriers among elderly chronic heart failure patients: An application of patient-engaged human factors and ergonomics. In *Proceedings of the Human Factors and Ergonomics Society Annual Meeting* (Vol. 57, No. 1, pp. 758–762). Los Angeles, CA: SAGE Publications.

[6] Tang, P. C., Ash, J. S., Bates, D. W., Overhage, J. M., & Sands, D. Z. (2006). Personal health records: definitions, benefits, and strategies for overcoming barriers to adoption. *Journal of the American Medical Informatics Association*, 13(2), 121–126.

[7] Valdez, R. S., Holden, R. J., Caine, K., Madathil, K., Mickelson, R., Lovett Novak, L., & Werner, N. (2016, September). Patient work as a maturing approach within HF/E: Moving beyond traditional self-management applications. In *Proceedings of the Human Factors and Ergonomics Society Annual Meeting* (Vol. 60, No. 1, pp. 657–661). Los Angeles, CA: SAGE Publications.

译者前言

　　本书从实践和应用角度向我们展示了患者工效学在开展医院流程再造中的价值，是一部极具操作性和指南性的医院管理著作。

　　"以人为本"在医疗卫生服务领域的体现，即"以患者为中心"，是国内倡导的价值医疗的改革方向和实践途径，不仅要在医疗服务的提供过程中注重患者安全保障，同时注重提升患者就医体验的满足感。医疗服务本身的特殊性决定了医生与患者之间存在天然的信息不对称，这种固有的知识不对等可能是导致患者缺乏参与的直接原因，医疗技术的快速更迭加深了人们对医疗的敬畏，进一步加剧了"以医疗为中心"的现象。患者往往被视作疾病的载体，而非人类个体，从而被拒之于诊疗活动之外，甚至医院中的流程也会忽略患者的需求和感受。

　　本书与其说是向我们介绍了前沿的患者工效学在诊疗过程中的实践，不如说是启发我们如何将"以患者为中心"这一理念更好地贯穿在院内和院外的诊疗工作中，提示我们不仅要关注那些更普遍的现象和场景，也要对在诊疗流程中容易被忽视的复杂环节加以重视，从发现问题、定义问题，为如何"以患者为中心"开展各个环节的流程再造提供了患者工效学的答案。书中从应用场景和服务人群两方面，集合了不同国家和地区、种族和民族、职业和学科专家的观点，以多元化的视角、定性结合定量的研究方法向我们展示了患者工效学的实际应用。

　　第2～6章，作者向我们阐释了患者工效学实践应用的场景，并且分别在院内和院外不同的场景中展开。第2章以急诊患者的满意度为切入点，梳理了急诊的工作流程，并利用患者工效学对目前的急诊流程提出了改进方案。第 3 章和第 4 章着重介绍了在院外环境中，如何利用患者工效学开展患者诊疗工作，包括照护者的工作，以及家庭和社区的支持。第 5 章则选取了社区零售药店作为研究背景，以患者错误用药问题作为出发点，强调了如何"以患者为中心"改进药物说明书、处方标签、非处方标签来帮助患者理解和正确用药。该章介绍了美国药典（USP）中融入了"以患者为中心"制订处方标签的标准，通过改变处方药物标签的格式、外观、内容和说明方式来增强药物说明的易读性和易理解性，从而提高药物依从性、减少因误解药物说明书而导致的错误用药等问题。

第 7～11 章，作者分别汇总了"不受关注"的人群中患者工效学的应用及其价值所在。第 7 章中，作者关注了退伍军人所面临的一系列身体功能、认知和心理健康的问题，并基于此开发了一套利用移动健康技术手段来进行心理健康监测和干预的方案，让其可以通过自我管理持续改进心理健康的问题。第 8 章和第 9 章则关注了普遍关注的群体，儿童和老年患者群体，这部分人群因其生理方面的限制，可能需要其他照护者参与到诊疗过程中，因此患者工效学在其中的应用更为特殊和复杂。第 10 章作者关注了影响健康的社会决定因素在诊疗过程中可能带来的影响，并通过一系列的交互设计来减少这种因素带来的不公平，以期实现一种诊疗上的"社会正义"。第 11 章则着重介绍了一系列患者工效学理论和方法在实践中的应用，以及如何使用劝导式设计来完成患者的自我管理和健康促进。

本书以广阔的视角、充实的证据和丰富的案例，"深入"至理论构架，"浅出"至实践案例，回答了"如何让医疗服务更便捷、更有温度"这一问题，不论是卫生政策制定者、医院管理者、公共卫生从业者、患者工效学的研究者，还是对这个领域感兴趣的读者一定都可以从中找到答案。

本书的顺利出版，感谢我们团队中的北京大学医学人文学院王羿博、徐璐彬和陈秋岑，感谢他们在初稿翻译过程中的辛苦付出。虽然我们对翻译内容进行了多次校对，但恐遗有不当或疏漏之处，还请各位读者朋友不吝赐教。

北京大学医学部

对我来说，背景环境是理解一切的钥匙。

——Kenneth Noland（1988）

我们曾在 *The Patient Factor: Theories and Methods for Patient Ergonomics* 中阐述了患者工效学的需求，并介绍了相关研究的指导理论和基本方法。在本书中，我们将说明这些理论和方法的应用方式。特别需要指出的是，我们探索了可以应用患者工效学的一些场景和人群，而且在研究过程中，我们都注意并强调了患者工作的普遍性和广泛性。

正如 *The Patient Factor: Theories and Methods for Patient Ergonomics* 中所介绍的，患者工作的关键基础组成部分存在于不同场景和人群中。无论两者的具体质量如何，患者工作通常包括信息寻求、护理协调和治疗计划的依从性等过程。尽管存在共性，但患者工作的操作细节仍因场景和人群而异。例如，在儿科中为具有医疗复杂性的儿童开展的患者工作，与为患有创伤后应激障碍（PTSD）的中年退伍军人在家庭环境中开展的患者工作似乎就有所不同。由于患者工作无处不在，不可能在一本书中对所有的场景和人群进行详尽的讨论，所以我们将在本书中首次尝试整合不同场景下患者工作的细节。

在此要感谢帮助本书顺利出版的各位朋友。首先要特别感谢患者、家属和社区成员与我们分享他们的经验，允许我们去了解影响他们日常生活的问题。我们的研究能有幸成为丰富人因工程学、健康信息学和患者安全及其他领域在社区实践的一部分，还要感谢同事们帮助我们讨论和完善书中所包含的想法。此外，感谢威斯康星大学麦迪逊分校的各位导师和随后在全球各地遇到的更多导师，是他们最先向我们展示了人因工程学是怎样有效改善医疗卫生服务的，并告诉我们始终要将背景环境作为考虑因素，敦促我们将理论研究付诸实践，这些思想一直深刻影响着我们的研究工作。从他们身上，我们学会了如何成为对我们学生和学员有意义的导师，也非常感谢我们的学生。还要特别感谢 Chi Mila Ho 为编辑本书付出的大量时间。最后，我们要感谢家人，他们为我们开展患者工效学领域的研究，包括撰写本书提供了无条件的支持。

本书是在 *The Patient Factor: Theories and Methods for Patient Ergonomics* 完成几个月后写成的，我们目前仍生活在传染病全球大流行的背景下，我们越来越意识到同一事件在不同人群和地区存在差异。流行病加剧了现有的种族、民族和其他人口特征人群之间的健康差异，尤其是非洲裔美国人感染新型冠状病毒的概率是欧裔美国人的 3 倍，死于并发症的概率是其 2 倍。此外，环境的作用被反复强调。统计数据显示，在聚集性的生活环境中，感染率和死亡率会不成比例地升高；生活在这些环境中的人数不到总人口的 1%，但占所有死亡人数的 42%。尽管在传染病全球大流行的背景下，每个人都或多或少地以某种形式开展着患者工作，但对于那些寻求支持的患者势必会感受到流行病的特别影响。换句话说，在 COVID-19 大流行及之后的一段时间内开展患者工作时，背景环境仍然是关键。

Rupa S. Valdez
Charlottesville, Virginia

Richard J. Holden
Indianapolis, Indiana

献　词

　　谨以本书献给我们远在威斯康星州的导师 Bentzi、David Z.、Mike S.、Pascale 和 Patti。

　　感谢我们一路上不断遇到的各位导师 Dan C.、Judy H.、Malaz、Matt W. 和 Peter B.。

　　向其他所有为我们提供无私帮助的各位无名导师致谢。

　　向那些我们不曾注意到的各位佚名导师致谢。

目　录

第一篇

患者工效学应用概述

第 1 章　患者工效学：环境及人口背景

Rupa S. Valdez　Richard J. Holden　著

　　本书的座右铭为"现在，患者工效学面向所有人！"（Holden，Toscos 等，2020）。这句座右铭指出，患者工作（patient work），不是由特定的少数人执行的，也不是仅存在于一些机构之中。相反，它强调患者工作是跨人口特征、跨具体虚拟地点的。因此，患者工作的改善——患者工效学的最终目标——应该是在边缘环境和边缘人群之中的公平分配。而那些被忽视的因素现在必须被优先考虑，而不是出于方便被搁置一边。患者工效学是患者工作的科学（和工程），更正式地说，患者工效学是人因工程学（human factors and ergonomics，HFE）或相关学科（如人机交互、可用性工程）的应用，研究或改善患者和其他非专业人员在追求健康目标的努力工作活动中的表现（Holden 和 Valdez，2018）。在这个定义中，包含了患者工效学的三个核心假设，具体如下。

　　1. 没有受过专业医学相关培训的人员，如患者、家属及社区成员，所实施的目标驱动的、付出努力的、健康相关的和后果性的活动归属于患者工作。

　　2. 人因工程学的理论和方法对于研究改进患者工作是有实践意义和参考价值的。

　　3. 研究和改进患者工作需要应用现有的和新发展出的人因工程学手段，以满足患者工作的具体特点和不同工作环境的需求。

　　尽管从历史上看，那些寻求健康改善和医疗保健的人较少意识到患者及其社会网络中的其他人（如家属、朋友、社区成员）可能会对患者的健康管理产生显著的影响，这种现象被我们称之为"工作"（Skeels 等，2011；Valdez 等，2015，2017a）。非专业人士的"工作"或"患者的工作"包括疾病预防、健康状况诊疗、控制病情，以及避免生活中断和死亡等不良后果。换句话说，患者的工作包括一系列广泛的任务，从那些可能被认为是具体的和有形的任务（例如访问医疗机构）到那些可能被认为是心理上的和社会的任务（如形成应对策略）（Yin 等，2020）。这种工作有三个特点：①需要付出努力；②目标驱动；③后果性，即它会产生重大影响。

一、健康相关工作的不可见性、可见性及图像

在其他地方，我们对术语"健康"和"医疗保健"进行了粗略的谷歌图片搜索，以此作为一个检验大众对于这些概念认知的实验。我们所收集的图片大多是身着制服、手握工具的专业从业医护人员。患者和其他非专业人士是十分罕见的，图片中的他们大多是一些精瘦的年轻人在慢跑或者是在做瑜伽。医疗保健的典型背景就是医院的病房或走廊，而健康的典型背景就是阳光充足的室外场所。鉴于我们正准备撰写这一章节，我们扩大了图片搜索的范围，试图得到关键词"患者"相关的高频图片。我们前三个关键词是"患者""患者健康"和"患者医疗保健"。这三次搜索都得到了相似的结果，描绘着患者正与专业的医师交流的场景，患者通常躺在病房的床上或者坐在检查室里。搜索"居家的患者"和"居家诊疗"两个词时，主要得到的是中产阶级家庭的个人和专业的医师或配偶互动的图片。这些患者通常是老年人，被动地躺着或坐着。为了找到更能表现患者积极参与的图片，我们最终的搜索使用了下列关键词："患者咨询""患者参与""患者自我照顾"和"患者自我管理"等术语。这些搜索的结果要么是单独的图片，要么是嵌入了其他传媒形式

的图片，如嵌入幻灯片或传单里的那些图片。搜索结果中少数的纯图片仍然仅仅是关于患者与专业医师的互动，或者甚至只有专业医师的存在。这些搜索的结果反复强调了我们认知中根深蒂固的印象：健康和医疗保健强调的是专业人员的工作，而忽略了患者的参与。

因此，搜索的结果进一步支持了患者工作中的一个关键概念，即患者工作（patient work）和患者工作系统（patient work system）的不可见性（Star 和 Strauss，1999）。正如 Star 和 Strauss（1999）所定义的那样，不可见的工作可以被看作是"脱离专业背景的工作……在这种工作中，工人本身是可见的，但他们所从事的工作是不可见的，或被限制于固有的专业背景的期望之中"。而根据 Valdez 等（2015）的定义，不可见的工作的定义被扩展到包括"被他人视为理所当然，因而隐性价值较低"的工作。在这些定义的基础上，Gorman 等（2018）将不可见性的概念从过程扩展到结构元素，这种情况下，不可见的工作的概念也包括了"被低估、误解或缺乏相关细节的患者工作系统"。尽管不可见性经常被认为是专业医护人员对于患者工作的不可见（Ancker 等，2015），但如谷歌图像搜索的结果所示，不可见性同样是公众对于患者工作的忽视。

尽管所有的患者都有可能参与到不可见的患者工作中来，并且在其患者工作体系中也充当不可见的组成部分，但是这种不可见性对于边缘群体的患者来说可能更加明显。由于社会的健康决定因素，健康水平差异较大的群体相较于生活条件更优越的群体，遵循治疗方案中不可见的工作可能通常规模更大（Thomas 等，2011）。例如，遵循适当饮食的工作可能与在食物沙漠中寻找负担得起的食物来源和找到健康食物选择方法的工作结合在一起（Whelan 等，2002）。同样地，定期进行锻炼的工作可能与寻找安全的散步场所或寻找可靠的交通工具去往社区娱乐设施的工作相结合。这两个例子都强调了背景环境的不可见性，这些背景环境通常不被视作患者工作的要素，但可能被当成执行此类工作的必要空间条件。因此，本书的一个关键目标是渲染可见的背景条件和人群，尽管要在其中应用工程学并不容易（因为患者的身份和工作地点不会是我们首要考虑的因素）。

二、参与患者工作的患者群体

与谷歌图像搜索的结果相反，实际上患者工作涉及众多不同群体，如年轻人和老年人、特权阶层和边缘阶层、健康群体和慢性病患者。患者工作是由一个指定的个体完成的，由一系列因素所塑造的，并且在数量和质量上因人而异。换句话说，对于一个个体来说，患者工作可能包括适度锻炼、合理膳食，以及每年请初级保健医生和牙医等专业医护人员进行检查。对于这样的个体，患者工作可能只在急性疾病发作期间被视为实质性的工作，这样的患者工作平日里并不常见。换句话说，有时患者工作是不可见的，甚至可以说是自动被人忽略的。相反，一个患有多种慢性疾病的个体可能会经历近乎不间断的诊疗，其中大多数决定或行为都与个体的健康息息相关。因此，即使是具有类似健康状况的个体，诊疗也可能在数量和质量上有差异，这取决于疾病所处的特定阶段、症状和可能存在的并发症。

虽然患者工作的工作经验会受到诊断和医疗状况的影响，但是在很大程度上也会受到个体所处的更广泛的环境的影响。典型的环境因素包括实施诊疗地区的文化、社会和技术背景，以及其他形式的个体差异。因此，患者工作会随着价值观和信仰（Valdez 等，2012，2016a）、社交网络成员的参与方式（Skeels 等，2011；Valdez 等，2017a；Valdez 和 Brennan，2015）和移动健康应用以及可穿戴设备等技术的应用方式（Kononova 等，2019；Peng 等，2016）的改变而改变。由于患者和患者工作的多样性，有必要明确说明患者工作的内容范围，而不是仅仅依赖于对于患者的刻板形象。在本书中，我们强调了特定群体和特殊考虑因素，这些因素在为特定群体的个体实施诊疗的时候应当铭记于心。同时，我们鼓励人因工程学的实践者和研究者始终关注各个群体中的个体差异。

三、患者工作的背景

如前所述，不同的人群可能在不同的背景环境下进行诊疗，然而根据他们的身体状况、组织和其他特征的性质，这些背景环境可能会影响患者工作的开展方式。对于那些研究患者工效学的人来说，患者工作通常被认为是"看护的护理行为"或者是在遇见正式的医护系统时发生的护理行为（Brennan 和 Casper，2015）。这些家庭和社区环境包括行使居住、工作、娱乐和纪念等功能的场所（Ye 和 Holden，2015）。此外，一个特定的个体可能在特定的一天或一生中在多个不同环境下进行诊疗工作。

除了家庭和社区环境外，越来越多的人认识到诊疗工作会在临床和虚拟环境中进行。传统上，临床环境被概念化为与医疗相关的专业工作空间，随着近期患者参与（Carman 等，2013）和共享决策（Bae，2017）相关运动的开展，诊疗工作更加被认为是发生在临床环境下的。除临床情景外，病患门户网站、在线医疗网站和远程医疗等虚拟环境也被视为诊疗工作的场所。因此，在设计全面支持患者工作时，需要考虑患者在其健康管理中发挥积极作用的背景环境。本书介绍家庭和社区、临床和虚拟环境等多种情景下的患者工作方式，以及人因工程学研究人员和从业人员应该如何分析每种环境的独特特征。此外，由于患者可能于不同时间在多个护理环境之间移动（Ozkaynak 等，2017；Werner 等，2016），本书提出了关于不同环境背景间转移的设想。

四、针对不同环境和群体的人因工程学模型设计

人因工程学研究专家来实现提高目标性能的方式是在社会技术系统的背景下研究和设计人与其他元素（如技术、任务）之间的交互作用（Carayon 等，2006；Wilson，2014）。人因工程学实践的一个关键原则是解释变化和理解情景。换句话说，众口难调是人因工程学的一个关键理念，在设计中必须考虑人群多样性，不能只考虑单一平均水平。因此，人因工程学研究人员应该系统学习在不同环境和群体中进行患者工作的各种方式，并在此基础上进行设计。

我们强调，不仅要使用现有的方法来实践患者工效学，而且还需要实际应用它们，并且如果有必要的话，进一步发展新的方法。在本书中，我们强调这种实际应用的必要性，并根据患者工效学实践的背景来采取多种不同形式。例如，社会技术系统模型（Pasmore，1988）以及其他更具体的工作系统模型（Smith 和 Sainfort，1989）最初是在医疗保健的特定应用领域之外发展的。从那时起，这些模型已被专门应用于医疗保健实践（Carayon 等，2006）和最近的患者工效学（国家研究委员会，2011）。为进一步细化患者工作模型，通常需要寻找患有特定疾病的患者的相关因素（Gorman 等，2018；Holden，Schubert 等，2015），或者在患有多种疾病的患者中进行综合分析（Holden 等，2017）。然而，仍然有机会进一步对这些模型进行调整，以适应特定情景和特殊患者群体，进而完成更有针对性的设计工作。例如，最近一篇关于患者工作的系统模型的评论认为，这些模型尚没有在儿科背景环境下进行调整和应用，应当被提上日程（Werner 等，2020）。

五、发展变化的背景环境与群体

2020 年发表的一项 10 年映射性综述概述了 2007—2017 年进行的患者工效学研究（Holden，Cornet 等，2020）。具体来说，本综述聚焦两个美国人因工程学会（HFES）会议论文集上的研究和实践——美国人因工程学会的国际年度会议和医疗卫生中的人因工程学国际研讨会。映射性综述开启了对新兴研究领域的早期探索，指明了需要进一步探索的领域方向。

该综述表明，在 10 年间，3%～5% 的美国人因工程学会年会和 13%～25% 的医疗卫生专题研讨会都关注了患者工效学。本综述进一步说明，患者工效学的研究跨越多个群体，尤其关注老年群体和患有慢性疾病的群体，而针对少数族裔、退伍军人、儿童和残疾人等其他弱势群体的研究相对较少。因此，显然需要进一步注意后一类得不到充分服务的群体。这些群体的个人可能更难接触和参与到研究之中（Holden，McDougald Scott 等，2015；Valdez 等，2014a），但是如果不考虑这些人群，可能会导致健康差距扩大，还可能使结局方案设计差异的影响恶化（Montague 等，2013；Valdez 等，2012；Wooldridge 等，2018）。

此外，该综述强调了在某些临床环境下对诊疗工作的早期关注，特别是在门诊。但对于其他环境，如急诊室、住院病房或社区零售药店的关注较少。研究结果强调，对于家庭和社区环境下的医疗应给予与医疗机构之间的医疗同等的重视。最后，综述表明，有必要提升对于健康改善的重视程度，更广泛地关注不同环境背景和群体的健康。因此，本书的重点是"综述"，关注与上述契机相关的科学，提出研究案例，探究如何利用患者工效学来对待这些背景环境和群体。

六、精益诊疗和人本诊疗

　　精益诊疗和人本诊疗的目的是在健康、医疗保健和人因工程学均日益增长的基础上促进和扩张患者工效学实践社区，以研究和助力患者和其他非专业人员的健康相关活动。《精益诊疗：运用患者工程学提高就医满意度》和《人本诊疗：以患者为中心的流程再造》同样借鉴了先前工作的文献资料，并对其进行逐章的审阅，其中的一些文献已经被纳入自 2014 年起美国人因工程学会、市政厅关于患者工效学和病患安全的系列会议工作讨论之中（Holden，Valdez 等，2015，2020；Holden 和 Valdez，2018，2019a；Papautsky 等，2018，2019，2020；Valdez 等，2014b，2016b，2017b，2019）。在这些会议上，在不同背景环境和群体下进行探究的必要性得到了充分重视（Valdez 等，2017b，2019），这些讨论是本书的基础。

　　《精益诊疗》和《人本诊疗》目标之一是普及知识，并且首次为患者工效学提供了综合性参考，将迄今为止散布在众多场所和学科中的（如人因工程学、老年医学、公共卫生学、护理学、医学信息学、人机交互）的理论、研究、方法及应用汇集在一处。因此，每个章节的大部分内容都包含了对之前工作的回顾和总结，同时呈现了新的发现或案例研究。

　　另一个目标是进一步发展患者工效学领域。我们涉及了广泛的主题，共同定义了一个全面、包容的实践社区。每一篇文章都包括了对当前科学状况深思熟虑的评论和专家对未来工作的展望。为了与兼容并包和多元化学科的主题保持一致，我们为这两本书编撰者的多样性感到自豪，他们代表着不同的国家和地区、种族和民族身份、学科和观点。一些贡献者是科学家或研究人员；其他人包括临床医生、执业医师、人因工程学专业人员或政府官员；有的是患者或护工；大部分人都有多重的身份。这种多样性是核心优势。

精益诊疗和人本诊疗的最终目标是激励更多的人来加入患者工效学实践社区当中，或者至少从他们的工作中学习了解患者工效学的相关知识。如果你是人因工程学或其他领域的学生或专家，可能对于未来人因工程学在患者和其他非专业工作的应用中起到宝贵作用。或者当你在研究和改善医疗从业者的工作时，你可能会发现从患者工效学的角度出发是有益并互补的。如果你属于其他的职业或实践群体，我们也同样欢迎你阅读这两本书。你的专业知识可以帮助进一步发展患者工效学，我们也同样希望你可以从人因工程学的实践方法中获取价值。患者工效学从很多方面来说是多学科的交汇点，与许多其他领域有重叠和交叉，从以患者和家庭为中心的医疗健康科学到社会科学、系统工程和设计等。如果你是一名好莱坞制片人、记者或企业家，偶然发现了这本书，你可能会问自己："为什么人们如此显而易见的诉求却常常被忽视？"然后我们邀请你来帮助我们通过其他媒体宣传患者工效学。如果你是患者、患者家属，或者仅仅是因为从事与健康相关的行业而阅读的"一个人"，那么我们希望你的经验和需求得到了公平的对待。毕竟，你是患者工效学和患者因素存在的首要原因。

七、关于本书

本书探究了患者工效学在不同背景环境和群体下的应用。每一章展示说明了患者工效学内涵的不同方面。一些章节对于背景环境的前景展开思索（第1～6章）；一些章节阐述了群体因素的前景（第7～10章）。本书的最后一章侧重于健康促进，包括如何重新设计有助健康的情景。在本书中所呈现的背景环境包括临床、居家和虚拟环境，以及不同医疗环境间的转移。书中所提及的群体主要是在患者工效学的研究和实践中通常没有得到充分重视的四个群体，以便让读者更深刻了解针对这些群体的研究方法。虽然很难做到详尽无遗，但本书可以帮助读者尽量了解患者工作的研究。本书中每一个章节都提供了一个或多个案例研究来明确背景因素对于患者工效学应用的影响。

八、结语

我们很高兴与你分享不同人群和地方的患者工作方式。用艺术家肯尼斯·诺兰（Kenneth Noland）的话来说，那就是背景环境是理解一切的钥匙。

第二篇

患者工效学应用场景

第2章　应用人因工程学方法理解急诊中患者的体验

Enid Montague　Melinda Jamil　Jie Xu　Mitesh Rao　著

美国医学研究所指出，在 2018 年的统计数据中，美国约有 9000 万成年人关于医疗卫生的知识有限，因而无法从卫生和医疗保健系统服务中充分获益（美国国家科学院，2018）。专业医护人员与患者之间的有效沟通已经成为国内乃至国际医疗保健领域的一个重要问题（Blackburn 等，2019）。以往接受初级保健服务的就诊经历，以及由于急诊医疗资源有限而较难获取的体验，都会递归地影响患者下一次寻求急诊服务的决策（MacKichan 等，2017）。从某种意义上说，临床医生和患者之间固有的知识不对等和医护过程的模糊性不仅直接导致患者缺乏参与，而且难以坚持医师所提供的医护计划。而患者工效学在一定程度上可以促进患者和临床医生之间的平等，通过使患者的作用可视化，并在设计过程中优先考虑患者需求的方式来促进这种平等关系。

一、急诊中患者体验的人因工程学研究

目前很少有关于急诊患者的人因工程学研究。我们有可能找到同时涉及以下两个主题的研究，却很难找到同时包含以下三个主题的研究：①人因工程学的研究方法和原则；②急诊；③患者工作。

人因工程学文献早期研究医院环境对于患者影响的作者之一是 Ronco（1972）。与这里引用的患者体验文献十分相似，文章中主要的数据收集来自调查结果。在本例中，调查是收集患者对于病房印象的语义

差异问卷。这项研究并没有涉及急诊的环境，却明确指出了人因工程学专家在研究医院设计时不仅要考虑医生护士的需求，同样要考虑患者的需求。

最近的一篇文章在急诊的研究应用了人因工程学的研究原则，但并没有明确采取患者工作的研究方法（Wears 和 Perry，2002）。这项研究发现了在急诊中提升患者安全和系统效率的机会。尽管作者通过研究一个发生在急诊环境中的患者安全案例，深入探讨了可进行的改进措施，但是他们并没有采用主要的研究技术来了解患者的体验。

大多数与急诊相关的人因工程学研究文献倾向于关注临床医护医生（Guarrera 等，2013；LaVergne 等，2017）。虽然这是患者体验的一个非常重要的组成部分，但这些研究并没有直接衡量对患者的影响。一个人因工程学专家小组研究了院前急救医学和团队绩效的研究方法（Bitan 等，2018）。专家们讨论了研究方法，包括现场模拟紧急事件，通过视频记录收集数据，现场观察真实的院前急救患者病例，以及进行无线电记录、访谈、闭路视频记录、GPS 跟踪和事件记录等。虽然这些方法在急诊也非常有用，但是当提供的参与者在模拟的场景而不是实际的患者在场时，后勤和需求会轻松得多（Patterson 等，2008）。

鉴于急诊环境下的以患者为中心的人因工程学研究相对缺乏，它可能参考研究其他医疗环境中患者的需求。Montague 等（2010）之前的研究涉及对产后患者、患者家属和临床医生的访谈，了解他们对产科环境、技术和工作任务的看法。另一项研究评估了瑞典一家医院的两个基于经验的联合设计项目，将患者置于研究的中心，以及医疗保健环境的设计过程（Gustavsson 等，2016）。作为评估的一部分，他们收集了有关参与者（患者和临床医生）经验的定性数据，实施了改进和后续措施。从上述医疗环境的研究中可知，分别研究患者和临床医生可以了解他们对工作系统和患者工作可视化的不同观点。人们通常认为患者在医院里只是被动的实体，但这些研究表明情况并非如此。

二、急诊中患者满意度

除人因工程学外，患者的急诊体验主要集中在患者满意度的结果上。患者满意度是衡量急诊护理质量的一个常见指标。尽管它不一定是衡量患者需求、与临床医生的关系或急诊功能的最佳指标，但患者对体验的满意度是衡量患者报告质量的最常用指标。急诊护理的患者体验是医院管理者研究和关注的一个迅速发展的领域。最近的文献表明，总体高水平患者体验评分与改善患者结果、盈利能力和其他医疗保健系统目标之间存在很强的相关性（Sonis 等，2018）。为了获取患者对急诊工作方式的理解或感知，需要使用自我报告满意度测量之外的方法，但无论如何，满意度测量和服务质量测量都是急诊相关工作改进的主要驱动因素（Huang 等，2004）。

研究表明，患者的满意度与环境有关。影响患者满意度的两个常见因素是急诊室拥挤程度和候诊时间。一般以急诊走廊的拥挤程度和过长的等待登记时间来衡量糟糕的急诊服务体验与急诊满意度，且两者通常呈负相关，并导致整个住院期间满意度较低。因此，努力减少急诊登记的等待时间和拥挤程度会提高患者满意度（Pines 等，2008）。快速进入和加快救治过程的启动显著降低了患者"放弃就诊"的比率（Chan 等，2005）。此外，通过干预减少对等待时间的感知，增加对所提供服务的感知，并结合对患者期望的管理，可以显著提高患者满意度（Soremekun 等，2011）。因此，找出急诊中不必要的工作任务可能会降低急诊室拥挤程度和等待时间，从而提高患者满意度。在患者对于医疗机构满意度的一项研究中，对于急诊满意度影响最大的因素包括个人关注、医生照护、等待和护理（Ye 等，2016）。此外，年龄、种族、社会经济地位和健康状况等患者特征同样与患者满意度相关（Boudreuz 等，2000）。感知等待时间、长时间的急诊住院、下午晚些时候或夜间住院被进一步发现与患者满意度呈负相关（Ye 等，2016）。

三、急诊中患者家属的作用

在急诊就诊时，家属的存在可能会对患者的体验产生影响。患者和家属认为，急诊科护士的沟通、批判性思维、感性和护理是必要的（Cypress，2012，2014）。因此，陪护家属在离开急诊科时所反馈的焦虑水平越低，他们对急诊科的满意度可能就越高。最终，这些得到医生合理告知、心态稳定的陪护家属更能为患者提供高质量的照护（Ekwall 等，2009）。更广泛来看，家庭在成年人康复锻炼中的影响不可忽视（Baumhover 和 Hughes，2009）。然而，在目前的文献中，家属的作用仍有待研究。

四、应用于急诊患者的现有技术

目前，信息技术在提高患者体验或患者与专业急诊医疗人员的互动方面发挥着重要作用。例如，在大多数急诊，计算机化的白板系统被视为沟通和信息管理的中心，是不可或缺的工具。患者和医疗保健专业人员使用白板记录患者的信息，并提供整体急诊操作的最新视图（Aronsky 等，2008）。此外，电子实时患者反馈系统在使用定制的评估问题和报告功能的同时，还收集患者在护理点的实时、保密反馈。该系统还提供每日、每周和每月的报告，帮助识别疾病趋势、根本原因、安全和质量差距（Beryl Institute，2013）。在非医疗保健领域也有一些技术可以应用于提升急诊患者及家属的体验。例如，利用射频识别技术（RIDF）实时定位系统可以通过跟踪急诊患者的实时位置来显著提高急诊工作的效率（Versel，2011）。

五、老年患者急诊就诊困难

老年人在急诊停留的时间一般更长（McClaran 等，1996；Signal 等，1992），所需要进行的检查更多（Grief，2003；Hwang 和 Morrison，2007），住院风险更高（Eagle 等，1993；Lucas 和 Sanford，1998），这些说明了他们的急诊就诊情况一般更为复杂。据估计，2016 年急诊人次为 1.456 亿人次，比 2015 年的 1.369 亿人次增长了 6.4%。10 年间的数量变化是 24.7%，在过去 20 年里，人次增加了 61.2%（1996 年急诊就诊人次估计为 9030 万）（Augustine，2019）。老年患者在急诊的就诊体验往往较差，因为他们在急诊科复诊、住院甚至死亡的风险更高（Aminzadeh 和 Dalziel，2002；Meldon 等，2003；Samaras 等，2010）。

系统综述结果显示，老年患者的急诊就诊模式与年轻患者不同（Aminzadeh 和 Dalziel，2002）。老年患者就诊的主要特征包括较高的急诊就诊率（Eagle 等，1993；Samaras 等，2010；Shah 等，2007）、更高的平均紧急程度（Lim 和 Yap，1999；Samaras 等，2010）、更长的平均停留时间（Strange 和 Chen，1998）、更高的复诊可能性（Lowenstein 等，1986），以及更高的出院后不良事件发生率（Ballabio 等，2008；Signal 等，1992）。考虑到这些特点，老年患者在急诊科患者中被视为弱势群体的原因就很清楚了。

同样，老年患者的治疗也通常被临床医生认为是固有的挑战（Salvi 等，2007）。例如，先前的研究指出，急诊科专业医护人员在治疗老年患者时报告了较大的负担和压力（Schumacher 等，2006）。临床医生表示，他们不仅对管理老年患者缺乏信心，而且希望获得更多关于如何管理这些就诊的老年患者的培训。

随着北美和欧洲的老年人数量持续增加，老年患者急诊护理相关的挑战也在相应增加（Cooke 等，2011；Hwang 和 Morrison，2007）。2006—2014 年，急诊科的就诊人次增加了 14.8%，而美国人口只增长了 6.9%（Pines 等，2013）。这表明，急诊就诊的人数增加，不仅与人口增长有关，也与年龄相关的人口统计资料的变化有关。随着美国人口继续老龄化，急诊系统能否满足日益增长的需求至关重要。

老年患者对护理工作的理解对整体满意度至关重要。例如，之前的研究表明，影响急诊患者满意度的两个主要因素包括与临床医生的有效沟通（例如，使用简单的语言来解释检查的原因和结果）和更短的等待时间（Cooke 等，2006，Nerney 等，2001）。另一项研究发现，在急诊科就诊的患者满意度与患者对所做检查的理解程度和入院原因之间存在显著的关联（Downey 和 Zun，2010）。老年患者可能在记忆医疗建议和指示方面有更多困难。因此，临床医生和老年患者之间可能需要采用不同的沟通模式才能更加有效（McCarthy 等，2012）。

六、急诊医学中患者参与的概念框架

我们将患者参与（patient engagement）解释为患者对其医护行为所提供的有意义的参与行为，目标是使患者更好地知情、参与和授权。这个词的含义是有目的性的、广泛的和全面的，因为术语"参与"（engagement）被批判性地认为是对参与的不同阶段非常粗略的、缺乏信息的描述，而这些阶段往往会赋予患者和社区更多的权利。患者参与包括患者参与其医护行为的多个阶段，这对于有效的共同决策是必要的。该框架基于来自美国国家电子卫生协会（National eHealth Collaboration）

[现已成为美国医疗卫生信息和管理系统协会（HIMSS）的一部分]的患者参与框架，并与急诊背景下的患者参与相关（美国国家电子卫生协会，2012）（图2-1）。

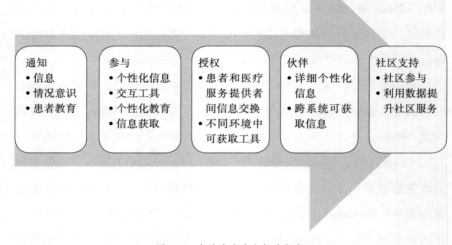

图2-1　急诊患者参与概念框架

1. 通知

第一阶段包括告知患者将要接受的治疗、周围的环境和医护团队中的成员。这可能涉及位置等基本信息，也可能涉及现场情况，例如在治疗过程中和边界系统中转移患者，以便于决定开展接下来的交互行动。

2. 参与

第二阶段涉及信息查找、方法探索、教育和个人健康信息获取等另一个层面的互动和个性化。这个阶段也可能包括追踪功能，患者可以查看和记录他们的个人进展。患者还可以获取针对他们具体症状或其他特征（如年龄）的信息和科普。

3. 授权

第三阶段为患者提供直接参与和影响他们所接受的治疗类型的工具。当患者获得授权时，他们可以积极地参与到他们所接受的医护类型中。例如，急诊科可能会主动要求患者参与有关检查、医生会诊或治疗计划的决定。患者可以积极参与决定治疗方案，并提供反馈。在此阶段，患者有权发表对医护服务的评价，如对临床医生和医院的评价。

4. 伙伴

第四阶段涉及使用病历报告信息和知识来提供患者特定的信息、路径指标和护理计划。这个阶段包括为患者提供量身定做的工具，以适应他们的特征和疾病。

5. 社区支持

第五阶段是利用数据让社区参与进来，并通过一个以社区目标为重点的智能和互联的卫生系统协助社区医疗保健工作。这一阶段可能涉及公民在社区中共享有关其症状的数据，以提供额外资源支持。它还可以让医疗保健系统与社区共享数据，以便更好地让社区参与应对措施的设计。例如，在 COUID-19 大流行期间，公共卫生系统鼓励公民分享他们的 COVID-19 相关症状，以帮助跟踪病毒的传播。生成 COVID-19 病例地图并与社区共享，这些社区随后可以申请额外资源或为患者和医护人员提供社区支持。在未来，这样的地图也可以说明资源获取和医疗结果方面的潜在差异。这些差异适用于急诊患者和一般社区卫生资源。

七、急诊中建立患者体验模型的案例研究

我们的研究是基于混合方法的研究，利用基于时间的观察、定性访谈和调查来了解患者的体验。虽然一些研究评估了急诊临床医生的工作

流程，但这项研究侧重于患者的工作和活动。描述急诊工作流程使我们能够更广泛、更深入地了解这个科室所发生的事情。此外，通过比较不同的急诊科工作流程，可以找到最有效的一种，从而改善影响急诊科满意度的关键因素，如等待时间和患者满意度。本章的分析是建立在一个急诊患者数据集上的。我们使用 RapidMiner 对数据进行分析，确定各种因素之间的关系。我们利用这些发现来理解和描述急诊科的工作和信息流。这项工作的目标是设计一种技术来帮助急诊科患者，同时也照顾到老年急诊科患者的需求。

（一）研究设计

研究对象包括患者和临床医生，以了解急诊科的工作流程和信息流。采用观察、访谈和调查三种方法收集资料。

2013 年 9 月，在伊利诺伊州芝加哥的一家位于城市的学术型医院的急诊室中，61 名说英语的成年患者和 12 名临床医生被招募参加了这项研究。选取视力较低的患者进行观察和调查。本研究招募了具有不同工作经验的临床医生进行调查和访谈。在开展研究前，我们获得了所有受试者的知情同意，并且通过了美国西北大学机构审查委员会的批准。病情恶化和不能口头沟通的患者不被招募。患者年龄 22—83 岁，平均 54.9 岁，标准差为 19.5 岁。总计有 39.3% 的人是欧裔美国人，32.8% 是非洲裔美国人，27.9% 是其他人。大多数患者在收集数据时已经完成了部分大学学业（ n=13 ）。

（二）过程

研究小组的一名成员将患者分诊到急诊室的低视力楼层，并为他们分配了一个房间。在获得书面同意后，观察人员使用研究人员开发的工作流程任务列表，手动记录患者住院期间发生的事件。该观察工具捕捉了急诊科中发生的工作流任务、参与任务的人员、所应用的技术类型，以及基于社会技术系统框架的观察者评论（Trist，1978）。观察人员使用时间戳记录事件，以指示任务的开始和结束，并注释谁完成了活动（临床医生、患者、其他）。一些观察员也做了手写笔记。间断性地进行33 个李克特量表（Likert-scale）调查问题，回忆与急诊室工作人员的接触和一般患者的经历；该工具使用的问题来自以前的研究问卷（Henry等，2013）。出院后，患者观察终止。

　　本次研究通过电子邮件招募临床医生，在预定的时间通过电话进行调查和访谈。参与者需要提供口头同意。访谈中共提出 11 个结构化访谈问题，包括三个方面：①交接过程中医疗服务提供者之间的互动；②患者与医疗服务提供者间互动；③医疗服务提供者对急诊科患者体验的感知。调查问题来自先前证实有效的问卷（Fernando 等，2013），该调查研究了临床医生对急诊科工作人员注意力、患者等待时间和医疗健康技术使用的认知。对临床医生的采访内容涵盖普遍性的工作系统，并不局限于某个单独患者的。

八、观测数据

　　我们分析了 34 例就诊患者的数据。图 2-2 展示了一个患者的数据和为每个活动分配的代码表。患者数据由研究程序员手工收集并输入电子表格；然后，每个电子表格都由不同的编码器进行数据验证。数据在进入 R 3.0.2（R Core Team，2013）和 RapidMiner（Rapid-I，2008）统计软件前经过精简和整理。分析主要包括将活动的时间标记代码可视化为每个患者体验的时间轴。从这些数据中可以得出随访活动的持续时间、频率和顺序。患者总就诊时间为 64～952 分钟（均值 = 238.2，标准差 = 160.2）。进行观察的研究小组成员在一个合作研讨会上会面，根据观察所得讨论

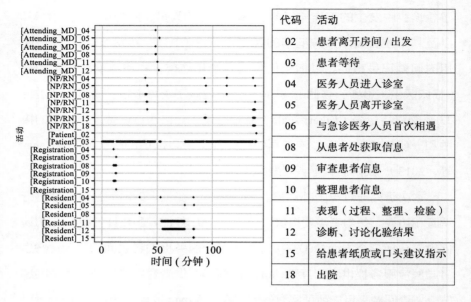

代码	活动
02	患者离开房间 / 出发
03	患者等待
04	医务人员进入诊室
05	医务人员离开诊室
06	与急诊医务人员首次相遇
08	从患者处获取信息
09	审查患者信息
10	整理患者信息
11	表现（过程、整理、检验）
12	诊断、讨论化验结果
15	给患者纸质或口头建议指示
18	出院

图 2-2　其中一位患者来访的可视化过程及相应的活动代码。患者进入房间的那一刻被认为是起始时间 0。患者出院时，观察结束

主题。可视化的患者访问、笔记和调查数据用以生成主题。

（一）主题

　　主题由研究团队成员对急诊科中观察到的患者所有观测数据进行人类学分析产生。主题分析的数据包括患者访谈、观察、编码观察和调查回复。

　　患者就诊的过程各不相同。有些患者先与护士交谈，而另一些患者则先与主治医生或其他临床医生交谈，并没有发现固定的患者与医疗保健专业人员互动顺序。此外，等待时间的数据并没有特定的分布。对于一些患者来说，他们与不同临床医生的互动花费的等待时间较为平均。然而，其他的一些患者在长时间等待后，会在短时间内与多名临床医生互动。图 2-3 展示了三个样本的患者就诊的视觉对比。

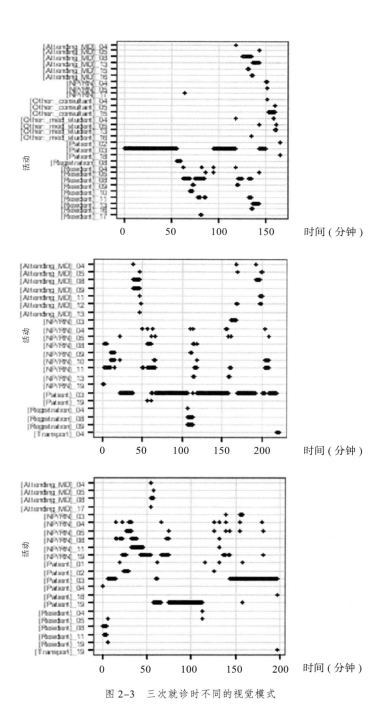

图 2–3 三次就诊时不同的视觉模式

（二）患者长时间独自等待

从患者被带到检查室的那一刻开始计算患者等待时间（患者等待进入病房的时间不纳入计算）。患者的等待时间为 17～275 分钟。平均等待时间为 131.4 分钟（标准差 = 65.5）。34 名患者中有 30 人（88.2%）在检查室等待 1 小时以上。等待时间占总就诊时间的比例为 17.6%～83.7%。平均等待时间占总就诊时间的 58.4%（标准差 = 16.5%）。34 例患者中，26 例（76.5%）的等待时间超过总就诊时间的 50%。

（三）患者需要与多个专业医疗人员互动

不同角色的专业医护人员为患者提供医疗服务。这些角色包括主治医生、住院医师、咨询医生、医师助理（PA）、护士、护工、登记人员、运输人员、社会工作者和其他医疗专业人员。患者需要与至少 4 名不同角色的医疗专业人员进行互动。在某些情况下，患者在就诊期间与 9 名或更多的医疗专业人员进行了互动。

（四）可视化患者工作可以促进患者工作

对许多患者来说，急诊过程是一个新的、陌生的体验。人们并不了解急诊科内的情况。这种陌生感可能使患者很难知道如何准备与专业医护人员的互动。

等待时间的可变性也会使急诊科难以有效地与任何指定的患者沟通病情。在到达检查室后，接受检查的患者平均等待治疗时长为 2 小时。这些长时间的等待对患者的体验产生了负面影响，原因有两个方面：①他们对自己的就诊时间并不总是有准确的预期；②这些等待时间会浪费获取医疗机会和资源的可能性。总之，长时间的等待可能会降低患者体验。

急诊系统可以通过向患者提供一些在诊疗过程中可能需要的相关知识、准备患者可能要问的问题、从患者那里收集额外的信息，或者向他们提供最新的医护信息，增强他们的情况意识来帮助患者工作。

从患者的角度来看，患者与多位医疗专业人员的互动也会增加就诊的复杂性。如果患者没有提前做好准备，记住多个专业医护人员的名字和角色，并在轮班期间了解专业医护人员的变化可能也是一项艰巨的任务。患者往往不把负责看护他们的多个医疗专业人员视为一个团队，也不清楚谁组成了这个团队。因此，他们可能没有意识到这些人正在密切合作，为他们提供医护服务，患者可能不愿意通过询问问题或表达关切来参与专业医护人员的工作。Henry 等（2016）发现，急诊患者不仅是团队在这种环境下如何运作的关键观察者，而且还对专业医护人员之间是否发生交互做出假设。有时急诊患者可能需要充当一个沟通核心的角色。例如，在图 2-1（患者参与框架）中，患者在就诊期间会看到 6 个不同的专业医护人员。许多专业医护人员也会询问类似的药物和症状问题；然而，患者可能不知道他们正在服用的药物是否会有新的变化，或者不同专业医护人员对症状的不同见解。对许多患者来说，这种水平的可视化和跟踪他们的护理团队是一项复杂的任务，尤其是当他们身体不适时。了解患者如何在一次就诊中和与多个专业医护人员互动，可能会促进患者的参与程度。

九、针对急诊患者的人因工程学研究机会

人因工程学研究人员有很多机会来帮助理解和改善急诊的患者工作。第一个任务是从患者的角度简单地探索这些系统。患者在急诊就诊后决定去急诊科进行后续治疗的时间点仍需进行更多的相关研究。理解这一从家庭和社区环境到医院环境再返回的过程，对改善满意度、再入院

和安全至关重要。然而，可能需要新的方法来更好地理解与急诊相关的患者工作，这些工作发生在不同的环境中，即家庭、社区、工作场所和临床环境。需要对患者的工作进行严格的研究，仅仅让临床医生描述患者的需求是不够的。在迭代设计过程中应包括多种患者，这些新的设计应严格评估传统人因工程学结果，如安全性、效率、有效性，以及更广泛的患者体验结果，如满意度、知情、参与和授权。最后，当我们展望人因工程学的未来机遇时，我们应该认识到自动化和新技术的需求日益增长，以在临床劳动力减少和患者需求增加的情况下，更有效地做更多的事情。

第 3 章　过渡期护理中的患者工效学：就诊之旅

Nicole E. Werner　Rachel A. Rutkowski　Alicia I. Arbaje　著

过渡期护理（care transitions）一直影响着医疗质量和患者安全。虽然 2010 年美国《平价医疗法案》（Affordable Care Act of 2010）明确将过渡期护理作为医药改革的一部分（Naylor 等，2011），但一个为期 10 年、关于过渡期护理改善和干预的研究并没有得到预期的成果。医院和急诊室的再入院率仍然很高，约有 1/5 的老年患者在出院后 30 天内再次住院（Jencks 等，2009）。此外，每 5 例出院回家的患者中会有 1 例在出院后 3 周内发生不良反应，而其中 60% 的案例是可以避免的（Feltner 等，2014）。而且，患者及其家属经常反映对于过渡期护理服务质量的不满（Arbaje 等，2008）。

尽管过渡期护理仍然存有不足，但在探索干预措施以改善过渡期护理方面已经取得了一些进展。2010 年的《平价医疗法案》通过整合过渡期护理相关的奖惩措施来提高过渡期护理的优先级（Burton，2012）。此外，卫生服务研究人员在发展干预措施以改善过渡期护理方面取得了进展（Coleman 等，2004；Feltner 等，2014；Naylor 等，2004）。例如，一些模式已经成功地减少了出院后 30 天及以上的再住院率。这些模型包括护理期过渡干预（www.caretransitions.org）、出院流程再造（Re-Engineered Discharge）（Project RED，波士顿大学）、护理期过渡模型（U Pennsylvania）和优化安全过渡获得更好结果（BOOST，www.hospitalmedicine.org/BOOST）（Coleman 等，2004；Naylor 等，2004）。

然而，目前的干预有一些局限性。许多干预是针对特定疾病的（Phillips 等，2004），需要大量的财政和服务资源投入（Coleman 等，2004；Naylor 等，2004），或者主要关注出院。虽然出院是患者就医流程的重要部分，但只代表了患者可能经历的某一类型的过渡期护理（McMartin，2013；Phillips 等，2004）。最后，许多干预措施都有多个组成部分，目前尚不清楚哪些组成部分会影响患者的预后（Arbaje 等，2014；Li 和 Williams，2015）。

过渡期护理展现了跨越时间和空间动态发生的复杂社会技术过程，涉及一系列相互作用和相互依赖的成分（Werner 等，2017）。尽管文献中有许多关于过渡期护理的定义，但不同定义之间有一些共同的关键特征（表 3–1）。我们在一个面向患者安全的系统工程（SEIPS）2.0 模型（Holden 等，2013）的框架中概念化了这些特征：工作系统（过渡期护理发生的环境）、参与（谁在从事过渡期护理的工作）和过程（组成过渡期护理的过程）。

表 3–1　过渡期护理定义的工作系统分类

过渡期护理组件		组件描述
工作系统 [a]	物理移动	患者接受治疗的物理位置改变
	组织变更	患者接受治疗的组织结构改变
参与 [b]		过渡期护理过程的执行者，即实际上承担护理责任的人
过程 [c]	护理的连续性	患者所接受的护理将持续进行，并在位置和组织变化中保持其合理性
	信息管理	跨医疗设施、护理级别和医疗保健参与者（包括医疗服务提供者、患者和家庭）的信息管理和通信

a. 过渡期护理发生的环境；b. 谁在从事过渡期护理的工作；c. 组成过渡期护理的过程

目前大部分的医疗体系结构中并没有过渡期护理。医疗系统通常呈现碎片化的工作模式。医疗服务机构和医疗服务提供者通常以相互独立的方式运作，这使得不同机构、服务提供者之间的沟通和协调较为困难，并经常导致过渡期护理负责人的相互推诿（Schoenborn 等，2013）。此外，由于激励补偿政策的存在，医疗服务提供者在协调过渡期护理上的时间成本可能有损医疗机构的经济利益。医疗系统的技术结构同样也不支持延续医疗的开展，因为电子医疗记录系统通常不能跨机构操作，而且机构之间的信息传输过程也不同。研究发现，即使医疗保健提供者努力与后续的医疗保健提供者共享患者相关信息，接收实体只能接收到发送者预期信息的一小部分（Anderson 和 Helms，1995）。因为既没有一个共享患者信息的通用平台，也没有卫生服务提供者有意愿或能力在整个医疗体系中始终追踪患者，促进过渡期护理的负担一直压在患者和医护人员身上（Scott 等，2017）。

对于患者和医护人员来说，承担过渡期护理的职责意味着，在他们从一个环境或机构转移到另一个环境或机构的过程中，提供多方面的照顾。这一职责包括行为管理、协调和沟通，动员必要的行动者，确保护理的连续性，安排和实施过渡期护理的后勤管理，如将患者从一个环境转移到另一个环境。然而，患者和医护人员往往缺少必需的信息、资源、培训或信心来完成过渡期护理。此外，由于患有复杂急性疾病或慢性疾病的患者在过渡期护理中的脆弱性，管理他们的过渡期护理和这种持续的医疗设备缺乏状态对于他们来说是危害巨大的（Coleman，2003）。

患者工效学领域已经开始从患者和护理者的角度开展研究，来应对目前过渡期护理不尽人意的医疗结果（Werner 等，2016，2017，2018）。这项工作明确了过渡期护理相关患者工作的具体挑战；从患者工效学的角度，分析和改进过渡期护理的方法，以及概念上的挑战和机遇；并对下一代过渡期护理干预措施的设计提出建议。接下来的内容将介绍并讨论这些发现，并着重探究跨医疗环境下的过渡期护理（例如，从医院或急诊科到家庭或从医院到专业护理机构）。

一、患者工效学视角下的过渡期护理

（一）过渡期护理的过程层面视角：捕捉整体的患者旅程

随着患者越来越频繁地进出医疗机构，患者工效学方法已经从被视为概念化的医疗过程和单一工作系统中的偶发现象，转变为连续过程或整体患者旅程的一部分。

从医院到家庭的转移是患者过渡期护理的第一步。通常患者出院时都有某种护理计划。这些护理计划包括患者与他们的初级保健医生或专家进行后续预约、开具新的药物或续方，以及（或）接受家庭复健。对于许多患者和护理人员，特别是老年人，作为过渡期护理过程的一部分，实施护理计划是费时费力的。在最近一项关于心力衰竭的老年患者从医院出院后延续状况的研究中，Werner 等（2018）发现，过渡期护理过程存在四个阶段，可以延长到 12 周或更长，而患者出院只是过渡期护理的一小部分。

为了充分理解过渡期护理，患者工效学专家采用了过程层面的视角。在这种背景下，过程被定义为"在特定环境中由个人使用各种工具和技术执行的一系列任务"（Carayon，2006）。这并不是说关于过渡期护理的患者工效学分析应该忽略该过程中的任务。考虑多个层次的分析来理解复杂的社会技术系统是很重要的（Kleiner，2006），在一些实例中，对任务和人－任务交互的关注是研究和设计的组成部分。

过程层面方法的一个优势是，纵向检查过渡期护理允许识别系统的紧急特性（Werner 等，2017）。根据定义，"系统的某一特征……不能仅仅通过孤立地检查系统的组成部分来推断"（Dekker 等，2013）。换句话说，如果一个分析受到单个系统限制的约束，并且没有捕获跨系统发生的过程，则可能无法揭示某些属性。例如，Werner 等（2017）研究了过渡期护理的一个方面——医药管理——患者从医院过渡到家庭保健。过程层面分析确定了与过渡期护理相关的紧急属性。他们发现，由于过渡期护理期间的医药管理过程随着时间、空间和组织发生变化，出现了以下系统属性：①与医药管理相关的角色和任务模糊，困惑在所有过程阶段和所有行动者中普遍存在；②执行过程中团队配合松散，个体跨系统执行工作；③跨界人员在医药管理过程中发挥关键作用，是跨系统边界工作的沟通和协调中心。

其他研究也发现了由于过渡期护理的纵向多工作系统性质而导致的角色和任务模糊。Mitchell 等（2018）在一项调查患者和照护者对过渡期护理的看法的研究中发现，患者和护理人员描述了离开医院后，有被医疗服务提供者抛弃的感觉。他们描述了无法与住院医生取得联系、询问或要求更改他们的出院护理计划的挫败感。在一个案例中，角色和任务的模糊导致了再次住院，患者多次试图联系住院医生以了解处方，但均以失败告终，随后出现健康问题导致再次住院（Mitchell 等，2018）。

过程层面分析的另一个优点是，将过渡期护理概念化为一个过程，可以支持患者工效学专家区分护理转换过程中想象的工作和已完成的工作。有学者研究了老年心力衰竭患者从医院到家庭过渡期护理的绩效塑造系统的影响因素（Werner 等，2018），发现在过渡期护理期间，护理负担从专业医护人员转移到患者和护理人员身上。然而，这些研究人员也发现，患者和护理人员往往不具备开展成功的过渡期护理的技能或能力（Wolff 等，2008）。该研究进一步强调了由老年人执行的从医院到家庭过渡期护理过程与当前出院过程和指示中所反映的"想象"之间的差距。例如，他们发现，传统上医院到家庭的单一阶段的过渡期护理不同，患者和护理人员经历的从医院到家庭的过渡期护理是一个为期数月的复杂多阶段过程。此外，Mitchell 等（2018）发现患者和护理人员在离开医院时面临资源和培训不足的困境，无法执行专业医疗机构的出院护理计划，且出院护理计划未能反映患者和护理人员的具体需求、偏好和能力；患者和护理人员在出院计划过程中感到被排斥和被忽视，导致了对专业医疗机构的信任缺失。同样，Werner 等（2018）发现，医生提供的出院护理计划指示和期望与患者和照护者的信息需求不一致，也与他们执行护理计划的生理、经济和社会能力不匹配。

过程层面分析过渡期护理的第三个优势是，它允许在整个过程中识别方差传播，包括过程障碍和相关工作系统的后果和错误（Carayon 等，2015，2020；Werner 等，2017）。方差传播的识别可以进一步考察系统障碍、方差和错误之间的联系，因为它们发生在一个复杂的纵向过程中（Carayon 等，2015）。复杂的纵向过程关联障碍对于识别跨工作系统边界障碍的前因至关重要。一旦障碍通过一个复杂的纵向过程传播，它可能会改变或创造新的障碍。当这种情况发生时，识别这种障碍前因的能力（如果它是在复杂的纵向过程的下游识别出来的）将大大降低（Waterson，2009）。例如，Werner 等（2017）描述了老年人从医院到熟练居家护理过渡期间的医药管理过程。老人没有注意药物剂量，这是该患者在 30 天内 3 次住院期间指出的问题。在他们的分析中，Werner 等发现出院指示中存在信息缺失的情况，这些信息在医药管理过程中传播，导致了另一个药物剂量信息的缺失。然而，家庭护理人员没有任何反馈机制可以让医院知道出院指导错误是导致缺药的原因。因此，如果老年人再次入院，医院提供者不太可能获取这次入院的前因。

虽然过程层面分析方法有许多优点，但同样是要认识其潜在的缺点：随着时间、空间和环境的纵向变化，过渡期护理的研究可能会因为大量交互、参与者和任务而十分复杂（Carayon，2006）。然而，过程分析本身可以用来限制变量的数量。专注于一个特定的过程可以对系统的分析加以限制，只探究那些与该过程相关的系统组件。这也许可以从构型的角度得到最好的解释（Holden 等，2013）。Holden 等（2013）在他们对 SEIPS 2.0 的更新中提出构型这种现象。

> ……给定工作过程或情况，在包含了所有可能的交互作用的集合中，只有一个子集是实际存在相关关系的。是否"相关"取决于互动对工作过程绩效的影响强度。因此，对于一个特定的过程或情况，我们可以区分有限数量的相关元素配置，这些元素相互作用，影响了该过程的性能。同样也会存在有一组无限的网络元素，但因为它们对性能的影响很弱，所以并不相关。

因此，由于构型的概念允许基于特定的过渡期护理过程对工作系统进行分析和调整，故可以将为复杂纵向过程的过渡期护理研究的潜在劣势转化为优势。例如，在 Werner 等（2017）对老年人从医院到家庭过渡期护理期间的医药管理过程的研究中，他们能够将分析重点放在影响该过程的系统组件上，这有助于限制和集中分析的范围。

（二）跨越工作系统边界的过渡期护理

患者及其护理人员很少会在单一机构内完成患者的过渡期护理工作。相反，患者通常会在无数的医疗机构中经历频繁的转换，而家庭只是这些机构中的一个（Xie 等，2016）。患者在过渡期护理期间所经历的每个医疗机构都可以概念化为一个独特的工作系统，即每个机构都有自己的物理环境、员工或参与者、工具和技术，以及在给定结构中相互作用的任务（Holden 等，2013）。这些发生在连续医疗机构中的个人工作环境通常被视为独立的系统。然而，当试图减轻次优过渡期护理的后果时，专注于单个工作系统不足以充分捕捉患者和照护者的体验。为了充分理解过渡期护理过程并预测患者不良医疗结果，我们必须在分析和干预中考虑到过渡期护理涉及的所有相关工作系统。

虽然说过渡期护理需要应用多系统方法，但其实现是很复杂的。在整个医疗纵向管理过程中，医疗保健的碎片化性质对整个患者旅程的医疗服务安全和效率提出了挑战，同时也给研究人员提出了一个挑战，即进行包含多个系统边界的分析，增加可能发生在这些边界之间的交互作用的复杂性（Carayon，2006；Olson 和 Olson，2000）。此外，就医流程中的患者工作通常涉及专业工作和非专业工作。非专业工作，如患者和护理人员所从事的活动，发生在与专业工作截然不同的社会技术条件下（Valdez 等，2016）。患者与护理人员的二人组（团队）与专业团队不同，患者和护理人员没有固定标准化的操作指南，他们的角色可能随时改变（Valdez 等，2016）。例如，患者和护理人员可能会互换角色，护理人员存在成为患者的可能（即护理人员病情严重）。此外，患者和护理人员团队，包括他们的情绪、动机和其他社会心理特征，这些特征可能与专业医疗服务人员不同（Valdez 和 Brennan，2015；Valdez 等，2016）。因此，在研究跨越系统边界和患者旅程的过渡期护理时，下一步工作将是界定相关的工作系统边界，并研究跨越这些边界发生的交互作用。

然而，工作系统的边界很难界定（Rivera-Rodriguez 等，2013；Werner 等，2016；Xie 等，2016）。工作系统边界可以从微观层次（如人机交互）到宏观层次（如人与组织的交互）划分出来。在宏观层面上，边界具有时间性、地理性、组织性和文化性。如何为系统分析定义系统边界并非易事，但它可以促进或阻碍过渡期护理跨界工作的分析和设计（Rivera-Rodriguez 等，2013）。

Werner 等对老年患者从医院到家庭过渡期护理期间的医药管理的研究（2017）发现，具体的医药管理子流程和任务发生在工作系统的边界之内；然而，整个医药管理的过程发生在多个工作系统边界上。系统边界包括医院、家庭保健机构和家庭 / 社区的组织边界；参与者对流程持续时间的概念的时间边界；专业人员和非专业人员（如患者、护理人员）健康相关工作的参与界限（图 3-1）。

　　研究跨系统边界的最初方法，如铁路行业中使用的方法，侧重于工作系统的相互作用（Carayon，2006；Santos-Reyes 和 Beard，2006）。Carayon（2006）解释了跨组织、地理、文化和时间边界的交互作用研究是如何增加了系统之间交互作用的数量和类型，从而增加了工作系统的复杂性。也就是说，随着工作跨越社会技术边界，研究互动对系统的调整方式变得更加艰难。

　　尽管存在这些挑战，但理解人、技术和组织之间的工作系统交互对于理解系统中的组件关系是至关重要的（Carayon 等，2006）。因此，如前一节所述，将过渡期护理作为一个跨越工作系统边界的过程来进行研究可能是一种有效的方法。这种方法使得分析变得可行，同时承认了过程中交互的内在复杂性。

　　了解工作系统的阻碍和促进因素如何相互作用并导致欠佳的过渡期护理，有助于为这一复杂和风险易发的过程设计改进干预措施（Werner等，2016）。例如，加强对患者和护理人员在其家庭和社区中遇到的阻碍和辅助人员的了解，了解他们在医院中遇到的阻碍和辅助人员，有助于明确具体过渡过程中的相关挑战。研究系统间相互作用可以为患者的过渡提供有针对性的帮助，并为未来患者调整这些系统提供指标、奠定基础（Ozkaynak 等，2018）。

　　然而，这些不同的工作系统的系统属性是不同的，因此，系统校准过渡期护理跨组织、参与和时间边界并非易事。例如，工作环境不同；参与者行为动机不同；知识和培训的水平、可用的工具和组织结构也不尽相同。因此，了解导致患者积极结果的影响因素与专业人士积极结果间差异的看法，有助于全面了解构成系统的要素，以此解决这两个群体

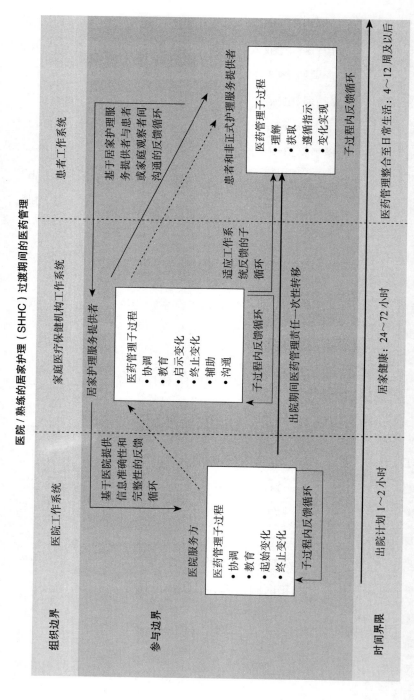

图 3-1 老年人过渡期护理中从医院到熟练的居家护理（SHHC）的药物管理过程，描述了该过程如何跨越组织、时间和参与边界发生

的不同需求。

（三）方法学考量

时至今日，研究过渡期护理的患者工效学方法大多为定性方法，通常通过观察、访谈和背景调查进行深入的（人口学）实地研究。例如，研究从医院到家庭的过渡期护理，研究人员通过观察捕捉患者和临床医生在过渡之前、期间和之后的行为（Arbaje 等，2019；Werner 等，2017）。他们通过采访参与过渡期护理的人员来跟踪这些观察结果。这些方法可以得到丰富的定性数据，并加深对患者和护理人员所经历的过渡期护理的了解。

然而，深入观察访谈法亦有其局限性。实地研究收集数据在时间、成本和人员方面上需求较高。此外，实地工作通常要求参与者允许研究人员进入他们的病房和家中，这可能会对患者和护理人员造成困扰。鉴于过渡期护理的纵向特征，其研究需要众多的资源和参与者保留管理，因而具有局限性（见下文的案例研究）。尽管存在这些局限性，但在未来的研究中，定性方法与定量方法的整合仍具潜力。例如，电子记录健康数据、活动监控设备、智能短信、联网医疗设备和其他面向消费者的医疗保健技术可有助于捕捉过渡期护理的实时体验，尤其是使用传统实地研究方法不易捕捉的体验。

二、老年人从急诊科到家庭的过渡期护理

对于老年人来说，急诊到家庭的过渡期护理越来越普遍（Ringer 等，2018）。急诊科代表着一个高风险的医疗领域。美国每年约有 1/5 的老年人在急诊科接受治疗（美国国家卫生统计中心，2017）（见第 2 章）。而在急诊科就诊之后，老年人可能会数度面临次优医疗结果的后续影响，

如再次入院的风险增加、住院或养老院的风险增加以及生活质量下降（McCusker 等，2009；Suffoletto 等，2016）。

值得注意的是，上述与老年人急诊科护理相关的患者安全挑战都发生在老年人从急诊科出院回家之后。因此，改善老年人的急诊过渡期护理需要应用患者工效学方法，并对急诊科及其正式专业医疗人员、老年人自身及其护理人员，以及他们在急诊科接受护理后出院的家庭和社区进行综合考察。这种方法有助于了解和辅助在多种情况下发生的过渡期护理过程（Holden 等，2015）。

我们利用患者工效学方法绘制老年人从急诊科到家庭过渡期护理的过程；此外，基于目前公认的急诊护理范式，可以识别过程差异（Doutcheva 等，2017）。为了获取老年人从急诊科到家庭过渡期护理期间的经验，我们以急诊科出院、随后返回社区居住的老年人（≥ 65 岁；53% 的女性；平均年龄 74 岁，年龄范围 65—94 岁）为研究对象进行调查（n=15）。在首次访谈之后，出院 2 周后进行第 2 次访谈（n=11）；出院 4 周后进行第 3 次访谈（n=4）。最初在急诊科的面谈持续了 30 分钟，而第 2 次和第 3 次访谈是在老年人家中进行的，均持续 1 个小时。

在面向患者安全的系统工程 2.0（SEIPS 2.0）的指导下进行对访谈数据的内容分析，探索老年人接受急诊治疗和过渡期护理的经历。我们使用 SEIPS 2.0 的系统组件对访谈记录进行编码（访谈录音逐字转录而来），并从人员、工具技术、任务、组织、物理环境和外界环境等层面上分析患者的过渡期护理体验并进行评估。我们审查了每一个编码部分，以确定系统组件是过渡期护理过程的阻碍或促进因素。然后，我们为每个参与者绘制了他们所描述的过渡期护理过程，并确定了与预期过程（即当前接受的急诊护理范式）的差异。最后，再评估所有相关的系统组件的阻碍或促进作用。

研究结果揭示了老年人急诊过渡期护理过程相关的三个关键特征。

首先，我们发现患者在急诊科过渡期护理过程中的体验无法达到当前预期的急诊科过渡期护理范式标准。在目前的过渡期护理的各个阶段中存在偏离既定流程的现象。一些患者在多个阶段的护理流程均存在偏差。例如，许多患者无法及时接受初级护理提供者的后续护理，因此他们选择急诊来解决他们的残留问题。而且护理行为往往是周期性的而不是线性的，所以老年人经常会返回急诊科。

其次，我们发现经历了与预期的急诊过渡期护理范式存在差异的患者可能对整个医疗过程起决定性作用。在流程崩溃的情况下，执行流程的偏差导致了失败的护理过渡和对患者产生的负面影响。

最后，我们发现急诊过渡期护理能否完成取决于过程差异对于工作系统的影响。当差异可能导致过程崩溃时，在某些情况中，系统是有弹性的，并可以创造一些计数方差来减小差异回归原始方差，但是这只有在某些特定工作制度因素存在的情况下才有可能实现。这些特定的因素包括个体因素，如患者自我主张的能力；社会文化因素，如患者的社会经济地位；组织因素，如家庭和社区支持；环境因素，如家中楼梯等因素导致离床行走困难。然而，一些患者并没有得到弹性工作系统的帮助，即仅依赖工作系统并不能充分应对流程崩溃并实现成功的过渡期护理。

鉴于老年人从急诊过渡到家庭护理过程中的三个关键特征，我们的研究结果表明，对老年人来说，过渡期护理通常不遵循"理想的"急诊过渡期护理范式。我们发现了过程差异的存在，并说明了参与者不同的工作系统中有能减小过程差异的组件，同时考察了这些组件对过渡期护理结果差异的影响。基于这些结果，医疗服务提供者应当采取措施来更好地了解老年人出院的工作系统，并重新考虑老年患者实际过渡期护理过程中急诊出院流程和书面工作（过程差异）。未来可进一步开发工具，使临床医生能够识别出院后工作系统中的潜在障碍，从而保证过渡期护理的顺利进行，并为已识别的障碍提供可行的干预措施。

三、从医院到具备资质的居家过渡期护理期间的信息管理

在美国，那些出院后需要合格居家护理（home care）（如身体护理、康复治疗）的患者是最容易出现再次入院等不良结果的群体（Wolff 等，2008）。17% 的美国老年患者经历了从医院到家庭的过渡期护理（医疗保险支付咨询委员会，2015），并且居家护理的老年患者再住院率仍然很高（Madigan 等，2012），这些数据表明了患者的安全威胁依然没有完全消除。

信息管理（information management，IM）指在从医院到家庭的过渡期护理期间，收集、整理和与护理服务提供者交流患者需求、状态和护理计划的能力。护理服务提供者包括医院的专业医疗人员、患者自身和护理人员、居家护理服务提供者、初级护理服务提供者、专家和药剂师。患者安全问题包括居家健康相关问题，它们大多发生在出院后，并与信息管理能力高度相关（Moore 等，2003）。

我们对从医院到居家过渡期护理期间的信息管理开展了调查。在从医院到家庭的过渡期护理过程中，我们对因信息管理不善而导致流程失败的情况了解甚少。当信息管理未能达到预期结果时，就会导致信息管理相关流程失效。本研究的目的有两个方面：①从居家护理提供者的角度，描述医院到家庭过渡期护理背景下的信息管理相关流程；②识别与信息管理不善而导致的流程故障。本定性研究探究了在医院到居家过渡期护理期间影响护理质量的背景因素。我们对过渡期护理的定义是，从出院后居家护理（从医院转介到家访安排）开始，到首次回访结束（出院后 48 小时）。我们选择这段时间来缩小研究跨度，并对初始过渡期护理时期进行深入分析，快速收集信息，进行研究。这项研究是在与三个

居家护理机构相关的三个家庭保健机构站点进行的，它涵盖了美国各地的农村和城市。我们从中招募了年龄 ≥ 45 岁的成年人及其居家护理者进行调查。

我们利用信息混沌概念框架来指导数据收集、分析。该框架（Beasley 等，2011）描述了五种因信息管理不善导致的流程失败，包括信息混沌（即信息混乱、无序）、信息超载、欠载、散射、冲突和信息错误。我们分析了由超过 180 小时的观察和 80 小时的访谈得来的数据。为了确定信息管理的目标，我们基于已有的框架对观察笔记和访谈进行了内容分析，绘制了流程图，并请家庭保健专家审查了结果。

患者（n=60）的平均年龄为 73.8 岁（年龄范围为 48—98 岁），护理者（n=40）的平均年龄为 62.9 岁（年龄范围为 21—87 岁）。我们的研究群体相较美国应用家庭保健的人群略为年轻。我们发现，在出院后的首次家访中，信息冲突是常见的问题之一。对于家庭保健机构将提供什么样的服务以及护理人员需要承担什么样的角色，患者和护理人员的期望常常（80% 以上的情况下）不相匹配。最常见的情况是，患者和护理人员期望家庭保健服务提供者提供其保险福利范围外的服务。然而，在某些情况下，家庭保健服务超出了患者和护理人员的预期（例如，某一地区的护理人员惊讶地得知患者可以在家中接受职业治疗）。家庭保健服务提供者、患者和护理人员之间进行公开对话是解决不同角色期望不匹配的最有效手段。

患者和护理人员在最初的回访中提到经常感到信息过载，被护理计划中的科普材料和保健任务压得喘不过气来。虽然意外事件计划的目的是减少焦虑，但因为患者和护理人员被要求考虑"最坏的情况"，并为他们无法预见的事件做计划，因此意外事件计划有时会在短期内增加焦虑。

我们描述了信息管理流程，并确定了患者从医院到家庭的过渡期护理期间与信息管理相关的流程故障。首先，我们发现信息管理较为复杂，需要协调来自不同环境和时间等多个来源的信息。信息管理十分依赖众多信息源、管理人员和目标，以此在整个过渡期护理过程中降低风险。尽管如此，家庭保健机构依然无法保证来自机构外来源（如医生、患者）的信息的可获得性、准确性和有用性。因此，信息管理本身就带有导致相关流程失败的重大隐患，除非可以开发出某种工作系统来识别并控制其危害。

其次，医生并没有参与到从医院到家庭的过渡期护理过程之中。由于住院医师和临床医生（包括初级保健医生）的缺席，家庭保健服务提供者、患者或护理人员在制订意外事件计划时无法得到其帮助。因此，改善过渡期护理需要解决危重病过渡期护理期间医生缺席的问题并探究其潜在原因，如医生缺乏参与意识、问责制度或报销问题等。

最后，必须要认识到信息超载对医院到家庭过渡期护理安全的重要性和潜在的负面影响。患者和护理人员在面对过多信息或被临时要求参与意外事件计划时，尤其容易感到不知所措。认知障碍、疲劳、睡眠不足、心理压力以及出院后需要完成的大量任务，都导致了他们的超负荷。在过渡期护理期间，给予患者和护理人员权力的最有效解决方案不是传授给他们更多知识和技能，而是需要精简信息，并使其易于信息接收者接收和处理。因此，我们应当回顾可能导致信息超载的监管要求。

医院到家庭过渡期护理期间的信息管理非常复杂，其特点是分散、超载（尤其是对患者和护理人员）、医生缺席，以及对于可能不准确的信息源的高度依赖。这些发现更突显了开发多元化方法的重要性，以此期望解决信息超载和信息不足，信息分散和信息冲突的问题。未来的研究方向可以探究与初次住院或提供的家庭保健服务类型有关的、因信息管理不善而导致过渡期护理流程失效的阻碍因素。研究还可以将研究时间跨度延长到48小时以上，并检查工作系统中的环境因素，如屏障传播模式、次优信息管理的结果，以及在过渡期护理期间辅助信息管理工作系统的设计建议。

四、建议与启示

（一）系统设计的启示

如前所述，由于此前并没有从患者工效学的角度对过渡期护理进行的研究，过渡期护理一直被视为情景性的，而不是患者和护理者所共同经历的一组在结构背景下发生的纵向过程（Arbaje 等，2019；Werner 等，2017，2018）。这种误解的产生是由于早期研究没有完全阐明患者及其护理人员在过渡期护理期间的主观体验。因此患者工效学的方法对于理解患者及护理者的想法和体验尤为重要。

为了更清楚地了解患者的想法和过渡期护理的体验，未来的患者工效学研究必须扩大范围，研究广泛的患者群体（如儿科患者、农村患者和其他医疗服务匮乏的群体；见第 7～11 章）以及更广泛的过渡期护理领域（例如，从具备资质的护理机构到家庭，从家庭到长期护理机构，从流动护理站到家庭）。此外，未来的研究应该涉及过渡期护理中所包括的所有工作系统。例如，研究可以涉及社区药房（见第 5 章）和在社区或家庭中帮助照护患者的初级专业护理人员（见第 4 章）。

为了有效地利用研究结果来设计和实施干预措施，需要识别当工作系统阻碍和促进效果的互动跨越系统边界时，其可能会对过渡期护理所产生积极和消极的后果。进一步的研究可以确定跨边界的多重障碍和促进因素之间的相互作用，并确定工作系统边界交叉如何影响这些相互作用。这种类型的分析将加深对于影响护理过渡过程的组件和交互的了解，仅在传统定义的系统边界内进行交互研究是无法观察到这些相互作用的。关于系统交互及其对患者的影响的深入了解可以促进工作系统的调整，以改善整个患者旅程的护理服务提供。在所有系统中找到正确的平衡并非易事，但应当努力为多数参与者寻找最积极的结果。

此外，同样要考虑到工作系统中的反馈和自适应机制。例如，当过渡期护理流程失败时，是否存在有提供给患者、家庭保健机构和其他护理出院系统的反馈机制（Arbaje 等，2019；Werner 等，2017）。反馈机制是高可靠性组织实践的重要组成部分，制订关于过渡期护理质量的反馈机制方案将有助于改进工作系统。例如，反馈可以采取仪表板（dashboard）的形式，实时识别高风险过渡期护理（Arbaje 等，2019）。组织可以要求有关管理者和医院病例管理人员实时监控这些仪表板，并制订组织协议，以应对过渡期护理问题（Arbaje 等，2019）。

（二）推进应用患者工效学方法来研究和设计过渡期护理

过渡期护理作为复杂的纵向和跨界工作系统，直到最近才开始相关的研究。因此，尚不清楚目前可用的患者工效学方法和概念模型将如何全面应用于研究和指导重新设计过渡期护理。例如，本章描述的研究几乎完全是使用定性方法研究过渡期护理，但仍有许多机会可以使用智能短信、传感器和遥控医疗设备来实时捕捉患者和护理人员的过渡期护理体验。

此外，用于系统设计的概念框架不一定是为了研究跨多个工作系统的工作。因此，需要对模型和框架进行测试和验证，并根据需要对其进行调整。仍需要探索新模型，来充分说明跨界工作的过渡期护理。SEIPS 2.0 模型在这方面指明了部分前景，特别是在使用构型的概念分析工作系统要素以及这些要素之间的相互作用方面有极高的应用价值。这些要素无视工作系统边界，并影响过渡期护理过程（Werner 等，2017）。在重新设计工作系统时，患者工效学家有必要能够识别在过渡期护理过程中被跨越的边界。

（三）应用患者工效学方法设计下一代过渡期护理干预措施

患者工效学方法将是设计下一代过渡期护理干预措施、改善患者结果的关键。例如，研究结果表明，患者出院流程的现实情况和临床医生的"理想情况"之间显著不匹配，这对开发或执行出院程序具有指导意义。这一发现表明，出院流程应该扩展到包括出院前的数小时或数天，以及出院后的数周。出院计划还应解决老年人对回家的担忧，以及回家时自我护理的潜在障碍等问题。出院计划也应包括与护理人员的沟通，因为他们往往在从医院到家庭过渡期护理工作中扮演关键角色。此外，出院计划应包括其他专业人员，如社会工作者和个体工作者，他们可以解决非医疗问题和部分障碍，如在患者过渡期护理过程中的交通需求、家庭护理人员照顾不全或食品安全问题等。

通过患者工效学方法来理解从医院到家庭的过渡期护理过程，我们还发现了成功的过渡期护理需要促进专业医护人员、社区工作人员和社区之间的合作。一项研究发现，患者导航仪（patient navigators）是一种有效的干预措施，它可以增强与医生之间的联系。导航仪在过渡期护理期间与多个住院患者、门诊患者和社区保持联系（Manderson 等，2012），并可以减轻过渡期护理期间患者及其护理人员的负担。

在患者工效学研究中发现的另一个问题是，过渡期护理经常要求个人执行超出其能力范围的任务（Mitchell 等，2018；Werner 等，2018）。为了更好地了解可能解决这一问题的干预措施类型，未来的研究应该更加关注能力问题，特别是患者和护理人员如何更好地承担护理责任。其他干预措施可能包括使用面向患者或临床医生的工具，以评估和管理基于患者个人需求的过渡期护理工作量。

未来的研究还可以探究社会和社区支持网络的识别和认定，这可能对于减轻患者和护理者的过渡期护理相关负担方面有着关键作用。相关负担可能包括送餐服务、可支付的护理服务或通过社区和政府（如地方老年代表处）组织提供的财政支持。这些方面可以被纳入有效的过渡期护理干预措施中。

人本诊疗：以患者为中心的流程再造

本章的信息不仅阐释了研究过渡期护理过程的患者工效学方法，而且提供了关于如何设计未来一代过渡期护理干预措施的信息。只有清楚全面地了解纵向、多阶段的过渡期护理，干预措施才可能成功。最重要的是，在设计旨在改善患者结果的干预措施时，患者工效学方法是不可或缺的。

048

第 4 章　家庭及社区环境中的患者工效学
模型与方法

Jenna Marquard　著

　　毫无疑问，发生在正规医疗机构之外的健康相关活动对人类健康有着实质性的影响，而且有越来越多的技术、干预措施和政策旨在支持发生在正规医疗机构之外的健康相关活动（Braveman 和 Gottlieb，2014；Institute of Medicine，2014；National Research Council，2011；Zayas-Cabán 和 Valdez，2011）。这一点很重要，我们需要重点关注，但这些技术、干预措施和政策必须考虑到患者所从事的健康无偿工作及工作系统（Holden 等，2013；Valdez 等，2015）。如果人因工程学（HFE）研究人员和从业人员要通过重新设计技术、干预措施和政策来改善患者的健康和福祉，他们将受益于以患者为中心的方法，考虑整个患者工作系统如何影响不同的健康过程和结果。患者工作环境应作为患者工作系统的一个重要组成部分纳入考量，患者工作环境主要是家庭和社区环境。尽管家庭和社区环境不容易被 HFE 研究人员和从业人员改变，但这些环境对患者工作系统的其他方面（如任务和工具）有重大影响，因此如要理解、改进患者工作，必需对其进行考理。

　　家庭和社区的定义是多样的，取决于使用它们的研究领域及实践领域。在本章中，具体到患者工效学，我们将家庭定义为常作为家庭或家族成员的个人生活地点。家庭可以包括房屋、公寓、监狱或街道等地点。我们将社区定义为居民所在的具有共同特征的物理或虚拟空间。这些共同的社区特征可能有一些基础因素，如地理（如我的邻居）、角色（如我的小学教师或同事）、兴趣（如我的健身应用程序追踪的竞争对手），也可能是这些基础因素的组合。这些环境往往是健康活动的组成部分，如用药（Mickelson 等，2016）和健康信息管理（HIM）（Zayas-Cabán，2012）。虽然医护人员经常进入家庭和社区环境（如提供服务的家庭保健护理人员），而且许多个人的家庭位于正式医疗机构中（如养老院），但本章并不涉及这些独特复杂交叉环境。

我们认为，患者工效学研究和实践的最终目标是重新设计患者的工作系统，以改善患者工作，最终改善他们的健康和福祉。我们使用"重新设计"而不是"设计"一词，是因为承认所有患者都有一个现存的工作系统。本章将概述与家庭和社区环境相关的以下领域的现有研究。

紧接下来，本章将介绍在家庭和社区环境中进行患者工效学研究的实际考虑。最后，我们将介绍两个案例研究，探究开展患者工效学研究的实践方法。第一个案例研究描述了一个糖尿病和高血压患者支持系统的开发与评估（Marquard 等，2013；Martinez 等，2017）。第二个案例研究描述了一个艾滋病患者及风险人群药物管理支持系统的迭代设计（Marquard 等，2018；Stekler 等，2018）。

一、家庭和社区环境的患者工效学模式及框架指导

虽然家庭和社区环境中的正式患者工效学研究相对较新，但在不同的领域都有相关的长期工作，包括公共卫生（Ulin 等，2012；Satcher，2005）、护理（Anderson 和 McFarlane，2019；Andrews 和 Boyle，2002）、人类学（Kiefer，2006；Lambert 和 McKevitt，2002）、心理学（Sarafino 和 Smith，2014；Smith，1996）和消费者产品设计（Halskov 和 Hansen，2015；Ritter 等，2014）。来自这些领域的方法，以及工程学界开发的方法，可用于对家庭和社区环境中患者工作系统的调查和重新设计。

图 4-1 显示了基于工作系统模型（下文会提及）的个人生命中的一段实例年份。图 4-1A 显示了患者与多个医疗机构有交集的情况。对于这类患者，在与医疗系统互动过程中会进行医患工作，在住宅和社区环境中进行所谓的"护理间护理"（the care-between-the-care）工作时会进行患者工作（Brennan 和 Casper，2015）。在"护理间护理"期间，患者的工作性质是多样的，从急性发作的恢复到慢性疾病的长期管理。虽然不太常见，但仍有些人完全游离在任何正式的医疗保健系统之外，如图 4-1B 所示，要么就是这些人可能没有生病，认为他们不需要正式的照料；要么就是这些人可能生病了，但是由于种种原因选择不去医疗保健机构，原因包括对自给自足的坚持、对医疗保健体系的不信任、医疗保

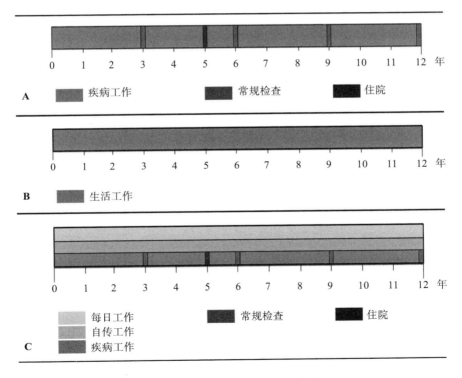

图 4-1　个人生命中的一段实例年份

健服务的不可及。Holden 等（2013）将机构、家庭和社区环境描述为进行医疗保健专业人员和患者工作的关键环境，因此，对于没有选择与任何正式的医疗保健系统中进行沟通的个人，家庭和社区环境就成为他们工作系统中的唯一环境。虽然图 4-1A 和 B 中都显示了个人在家庭和社区环境中进行与健康相关的工作，但是这些类型个人之间的工作性质明显不同。图 4-1B 中的个体并没有进行"护理间护理"，所以"患者"一词可能不是描述这类个体的合适术语。在涉及重点针对非专业人员的卫生信息学干预措施时，卫生信息学界有目的性地选择了"消费者"一词，其中非专业人员中有许多人目前没有选择与正式的医疗保健系统相互沟通。本章中描述的与"患者工作"相关的重要研究机构可以扩展到所有"消费者健康工作"。图 4-1C 表示由三条平行工作流组成的患者工作，其中包括但不限于疾病工作。

（一）工作系统模型

由全国科学研究委员会（NRC，2011）委托的机构发表了一份报告，详细介绍了人员、任务、技术和环境因素（工作系统因素），这些因素均与住宅中的健康护理有关。NRC 的报告（2011）主要关注图 4-1A 所示的个人类型，详细说明了三种广泛类别的人（每个都有子类别），即接受护理者、非正式护理人员和正式护理人员。它们还定义了以下任务的类别。

(1) 维持健康：促进总体健康状况和福祉，预防疾病或残疾。

(2) 情景护理：优化与怀孕、分娩、轻度或急性疾病、伤害有关的健康事件的结果。

(3) 慢性护理：管理慢性病或损伤的持续治疗。

(4) 临终护理：涉及死亡的身体和心理层面。

对于图 4-1B 所示的仅进行健康维持任务的这类人群，在此框架内没有恰当的"人员"类别来指代他们。NRC 报告认为技术是指从药物管理设备到辅助技术的十二类医疗设备或健康信息技术。他们将家庭环境描述为具有物理、社会、社区和政策等因素的地点。他们详细划分这些因素详细划分，特别是环境因素，可以作为一个框架，以说明当人因工程学研究人员在家庭和社区环境中调查或参与患者工作系统的重新设计时，必须考虑到哪些因素。

SEIPS2.0 模型划定了结构工作系统要素、工作过程及不同结果之间的相互作用（Holden 等，2013）。SEIPS2.0（Holden 等，2013）是患者安全系统工程倡议（SEIPS）工作系统模型（Carayon 等，2006）的延伸。之所以需要 SEIPS2.0 模型，是因为"患者工作"这一概念的出现，是捕捉无偿的关键性个人健康工作的关键概念（Valdez 等，2015，2016，2017）。Carayon 等 2006 年的 SEIPS 工作框架主要针对有偿的专业工作，而 SEIPS2.0 还包括患者工作和相互协作的医患工作（Holden 等，2013）。在 SEIPS2.0 框架内（Holden 等，2013），患者工作系统包括六个系统组成部分之间的交互，即人员、任务、工具和技术、内部环境、组织、外部环境。基于我们对家庭和社区的定义，家庭是"常作为家庭或家族成员的个人生活地点"，社区是"居民具有共享特征的物理或实际空间"，住宅和社区环境与 SEIPS2.0 内部环境和组织组件相一致。内部环境指住宅和社区内空间的物理特征，如照明、噪音、振动、温度、物理布局和可用空间、空气质量（Holden 等，2013）。关于家庭和社区患者工作的组织成分包括通信基础设施、居住安排、家庭角色和职责、工作和生活时间表、人际关系、文化、社会规范和规则，以及经济来源和健康相关资源（Holden 等，2013）。与 NRC 框架类似，SEIPS2.0 可用于对家庭和社区环境的查询或患者工作系统的重新设计工作。

Corbin 和 Strauss（1985）描述了个人工作的模型，该模型与前面描述模型的某些方面相重叠，并与在家庭和社区环境中进行的与医疗相关的人为因素研究高度相关。该模型侧重于与慢性病管理有关的三种工作类型，尽管该模型也可以适用于从急性护理中恢复等其他类型的患者工作。"疾病工作"可能是患者工效学研究中最常见的研究，涉及管理或治疗慢性疾病及其后遗症的必要任务，包括症状、残疾或功能丧失，包括但不限于调理工作、危机预防和处理、症状管理和诊断（Corbin 和 Strauss，1985）。"传记工作"涉及在生命过程中定义和维持身份，包括以下方面：①语境化（使疾病成为持续生活的一部分）；②接受疾病、后果和死亡；③重建自我概念；④重构传记，走向未来（Corbin 和 Strauss，1985）。最后，"日常生活工作"被定义为帮助完成家庭生活的日常任务，包括付账、购物、驾驶、烹饪、清理等外部任务，以及管理压力、焦虑和情绪等内部任务（Corbin 和 Strauss，1985）。图 4-1C 从 Corbin 和 Strauss 模型的角度，展示了一个人生活的一个示例年。Strauss 模型（1985）还包括衔接的概念，即在这三条工作线内和之间的协调工作。正如 Valdez 等（2015）所指出的，这些类型的工作相互交织，因此在家庭或社区环境中的任何描述、设计或评估，即患者工效学研究，都必须关注这三条线的工作。

最近，Holden 和他的同事构建了患者工作系统框架，在此框架中患者（和非正式护理人员）的工作表现是由四个交互组件形成的，即人、任务、工具（或技术）和环境（Holden，Schubert 等，2015；Holden 等，2017）。在早期的出版物中，Holden 和 Schubert 等（2015）基于对心力衰竭患者及其非正式护理人员的访谈、调查和观察，建立了一个模型框架。在这个框架中，环境与家庭、社区环境关系最密切，包括物理空间、社会文化和组织元素。Holden 等（2017）在三项不同的研究中进一步综合了患者工作中存在的宏观人体工程学因素，每项研究都关注一种慢性疾病（哮喘、心力衰竭/慢性阻塞性肺疾病、心力衰竭）。这三项研究都基于不同的社会技术系统模型来收集数据。他们分析创建了一个综合的宏观人体工程学患者工作系统框架，其中包括三个领域（物理环境、社会环境和组织环境）内的三个交互层面（人、任务和工具）。在他们的框架中，物理、社会和组织领域与家庭和社区环境紧密结合。同样，这些患者工作框架可以让我们深入了解在家庭或社区中调查或重新设计患者工作系统时必须考虑的因素。

最近的一项研究的重点是定义痴呆症患者护理人员的工作，其中包括患者工作系统框架和 Corbin 和 Strauss 模型（1985）。在 Ponnala 等（2020）对 20 名护理人员的采访记录进行内容分析时，他们根据 Corbin 和 Strauss 的工作成果制订了编码框架，并将他们的结果写入人因工程学患者工作文献（Holden，Schubert 等，2015）。他们的分析说明，这些框架和模型可以凸显患者工作系统的不同方面。

（二）健康的社会决定因素及其与工作系统模型的联系

前面描述的工作系统模型是建立在患者工作系统差异的基础上，这种多样性对于获取和解释住院患者工作系统的重新设计很重要。有大量证据表明，"健康的社会决定因素"（Social Determinants of Health，SDoH）在塑造健康结果方面发挥着重要作用（Braveman 和 Gottlieb，2014）。支持 SDoH 在塑造健康结果方面影响的证据引发关注，它们还成为联邦政府"健康人民 2020"倡议的关键组成部分，该倡议提供了"以科学为基础的、旨在改善所有美国人健康的十年国家目标"。

尽管 SDoH 的内容通常隐含于患者工作系统模型（前一节所述）的不同方面，但患者工作系统的理解和重新设计工作可以从与 SDoH 模型和框架的明确联系中受益，特别是因为 SDoH 往往会随着时间的推移而持续存在。由于 SDoH 的持久性和复杂性，人因工程学研究人员和从业人员在重新设计患者工作系统时，除了试图改变那些持久因素外，还需要考虑这些因素。例如，SEIPS2.0 患者工作系统的组成部分，特别是人员、内部环境、组织和外部环境组件，包括了很大程度上不可扩展的 SDoH 概念。

有几个框架概述了 SDoH 因素及其相互关系，并囊括家庭和社区的某些方面。了解这些持续因素有助于确定患者工作系统的哪些方面更容易被人因工程学研究人员和从业人员改变。例如，Dahlgren 和 Whitehead 模型（1991），虽然没有明确地归为 SDoH，但也包括社会和社区网络，以及影响健康的各种生活和工作条件。Kaplan 等（2000）将社会关系、生活条件、邻里和社区以及机构（如学校、工作）纳入到他们的框架之中。Ansari 等（2003）描述了一个 SDoH 的公共卫生模型，其中包括社区和社会特征，如社会网络和支持结构、社会和社区参与，以及居住地（城市、农村、偏远地区）。麦克阿瑟社会经济地位和健康研究网络将环境资源和限制因素（如邻里因素、社会资本、工作状况、家庭环境、社会支持、歧视等）视为他们的模式中的重要元素（John D. 和 Catherine T. MacArthur Foundation，2019）。

因此，SDoH 模型和框架及其应用可以指导人因工程学研究人员和从业人员，说明在家庭或社区环境的实地研究中应该记录哪些内容，在重新设计中应该考虑哪些内容。了解 SDoH 还可以帮助人因工程学研究人员和从业人员确定更全面理解和重新设计患者工作系统所需的学科（如社会学、公共政策）。值得注意的是，Hall 的文化冰山模型（1989）可以帮助人因工程学的研究人员进一步理解工作系统和 SDoH 模型的复杂组织成分。Hall 区分了更容易被看到的外部、表面的文化元素（如食物、节日、语言）以及需要更多努力才能捕捉到的内部、深层的文化元素（如对权威的态度、做决策的方法、时间概念）。

二、家庭和社区环境的患者工作系统调查

人因工程学研究旨在了解在家庭和社区环境下的患者工作情况，它

们通常集中在单一的慢性病上，心力衰竭（Mickelson 等，2016）、糖尿病（Crowley 等，2014）、高血压（Marquard 等，2013）、乳腺癌（Gorman 等，2018）、慢性疼痛（Nio Ong 等，2011）、患有复杂疾病的儿童（Valdez 等，2020），以及那些携带艾滋病毒和有患艾滋病毒感染风险的人（Marquard 等，2018）。

例如，Zayas-Cabán（2012）使用家庭访谈和观察来确定多个卫生信息管理任务，这些任务发生的公共或私人地点，以及传统和非传统的健康信息存储构件。这些变化表明，消费者健康信息技术设计人员迫切需要在支持所有用户的基本干预设计元素与支持个人变化的干预措施的制订方面取得平衡。

Mickelson 等（2015）分析了照片、观察笔记、采访、录像、医疗记录数据和调查，进而确定老年人应该使用哪些认知构件来管理他们的药物，这通常是在家庭环境中。这些构件，从天平和血压计到电子健康档案（electronic health record，EHR）药物清单，大多对药物管理工作大有裨益。然而，在老年人用于管理药物的认知构件中，往往存在信息冲突或缺失。此外，一些构件的设计并不适当，无法满足老年用户的需求，并且超出了他们能够接受的范围。作者的结论是，为使文献和技术构件发挥最大的作用，除了考虑用户的需求、限制、能力、任务和常规之外，还必须考虑到使用时的环境。

Mickelson 等（2016）使用 SEIPS2.0 框架设计的观察和访谈，以及五个著名的宏观认知过程（感觉制订、规划、监测、决策、协调），描述患有心力衰竭老年患者的药物管理工作（Crandall 等，2006；Patterson 和 Hoffman，2012）。他们的描述性研究提出相应建议，帮助这些个体从宏观上认知患者工作技术。

Look 和 Stone（2018）从老年患者非正式护理人员的角度分析了在正式医疗保健环境之外的药物管理的复杂工作。通过与这些医护人员合作的焦点小组，他们确定了两大类药物管理支持手段：需要物理处理药物的直接活动（如分拣）和间接认知活动（如决策）。他们的分析确定了非正式护理人员在老年人药物管理中的关键作用，以及他们在家庭和社区中工作时使用的工具和策略的类型。

由于收集和分析与家庭和社区环境中患者工作相关的数据很费时，所以人因工程学研究人员需要数据共享渠道以支持其研究（译者注：原著疑有误，已修改）。例如，使用之前描述的模型和框架来指导数据收集和分析，可以帮助综合多个研究的定量和定性数据。理想情况下，这些数据可适用于各种职业的个体（硬件和软件设计师、临床医生和普通人）而不会给参与者带来负担。

三、重新设计和评估家庭和社区环境中的患者工作系统

患者工作小组明确表示，到目前为止，人因工程学的大部分工作都关注描述家庭和社区的患者工作，而不是患者工作系统的设计与评估。这是因为新兴领域的研究通常先致力于理解当前的工作系统，而后再试图做出改变。

在家庭和社区环境中重新设计和评估患者工作系统十分具有挑战性。构型设计和评估（如需求评估、迭代的可用性测试）的目的是改善干预措施的设计，这在家庭和社区环境中比总结性评估更常见，后者评估干预结果，如 SEIPS2.0 结构 – 过程 – 结果框架中详细描述的那些结果（Holden 等，2013）。这种基于 SEIPS2.0 框架的总结性评估至少应考虑结构性工作系统元素如何影响患者、专业人员和医患的协作过程，进而产生一系列结果。构型设计和总结性评价常忽略个人、组织和内部环境的适当代表性，从而降低了评价结果的外部有效性或普遍性。在构型设计与评估中，这意味着干预设计选择的指导来自于一个有限的参与者样本。

在总结性评价中，整体的有效性可能是根据部分的有效性来判断的。尽管有些研究可能会根据参与者的个人特征（如年龄、种族）招募到不同的参与者（Valdez 等，2012），但很少有研究者根据不同的组织（如家庭角色和责任感）或不同的内部环境（如噪音水平）进行招募。研究人员对这些因素的交叉影响的关注就更少了。如果我们认为这些与家庭和社区环境相关的患者工作系统因素对工作过程和结果有影响，如 SEIPS2.0 和 NRC 框架中详述的那样，它们就应该包括在确定设计和评价的参与者中。然而，由于在家庭和社区环境中进行实地研究的资源负担，研究人员不可能让所有拥有不同交叉特征的参与者都参与其中。相反，研究人员必须确定他们认为哪些特征会对设计选择产生最大的影响，并根据这些特征使参与者的样本多样化。

在评价患者工作系统干预措施时，对所测量结果的选择以及如何测量这些结果也存在很大的矛盾。一般来说，人因工程学研究人员和从业人员往往关注安全 – 绩效 – 满意度三元组的结果，在不同的领域，会权衡考虑三种类型结果的重要性（Lee 等，2017）。针对高风险领域的干预措施可能会优先考虑安全性，针对低风险工作场所的干预措施可能会优先考虑绩效，消费品开发商可能会优先考虑满意度（Lee 等，2017）。对于家庭和社区环境中的患者工作系统干预，这些因素的优先次序并不总是固定的。

满意度通常由人因工程学研究人员通过感知可用性、有用性或采用情况来衡量，通常被视为个人开始和继续参与干预（如移动健康设备）的前提条件（Ware 等，2019）。研究人员发现，家庭和社区环境的某些方面会影响满意度。例如，Fischer 等（2014）回顾了针对老年人使用和接受信息技术促进健康的研究。他们认为，技术上的挑战不仅是技术层面的，还是患者工作系统的性质层面的。

安全性通常被视为干预的（未衡量的）要求，而不是最终结果的衡量标准。最近，有两个小组关注了患者在患者安全中发挥的作用（Papautsky 等，2018，2019）。2018 年的两位小组成员描述了在家庭和社区中，患者在改善患者安全方面发挥作用的情况，其中一项涉及改善药物安全措施，另一项涉及移动应用程序和可穿戴设备如何阻止患者前往诊所（发生重大安全问题的地方）。衡量家庭和社区环境中的患者工作对其安全影响的研究可能会随着时间的推移而增加。

在家庭和社区环境中，衡量患者工作干预的任何结果都会受到不同时间范围（每小时、每月、每年）和内部环境因素变化的极大挑战。例如，移动医疗设备可能会在一天内的不同地点（如家庭、工作、学校）使用，而住房情况（例如，从城市的公寓搬到农村的家中）以及家庭动态（如家庭成员的出生或死亡）可能会随着时间的推移而改变。对于同一个人来说，组织和内部环境的改变可能会改善或恶化患者工作系统重新设计的结果。在人因工程学重新设计的同时，患者还可能改变其他与健康相关的行为（如饮食或锻炼习惯、睡眠习惯、冥想）。此外，常规护理（对照组）也经常随时间的推移而变化。这些挑战使得在家庭和社区环境中梳理患者工作系统重新设计的真实影响特别具有挑战性。毫不奇怪，许多研究发现，在家庭和社区环境中重新设计患者工作系统的效果并不理想（Beatty 和 Lambert，2013；Yu 等，2012），但这在自然环境下的干预中并不少见。

1962 年，Rogers 最先提出了"创新扩散理论"，以解释新思想和技术如何、为何以及以何种速度传播（Rogers，1962，2004）。Rogers 将个人分为五类，即创新者、早期采用者、早期大多数、后期大众和落后者。现在有数千篇基于创新扩散理论的跨学科文章。在家庭和社区环境中，以研究人员为主导的基于技术的患者工作干预措施，往往是在经过漫长的评估被证明有效后才得以被应用，这意味着技术在广泛传播时可能已经过时。因此，开发这些技术的平台可能只对后期大众或落后者有吸引力。如果这些技术应用于家庭和社区环境中，那些早期采用这些技术的人，其实早已转向新技术，原本的干预措施可能被认为既没有用也没法用（例如，基于网络的干预措施没有设计良好的移动浏览能力）。在家庭和社区环境中，商业驱动的基于技术的患者工作干预可能更适合早期采用者，但也可能效果有限。这种权衡表明，HFE 研究人员和从业人员需要确定某个特定的患者工作干预措施在安全 – 绩效 – 满意度三要素中的位置（Lee 等，2017）。

四、实际注意事项

在家庭和社区环境中进行患者工作研究，除了在方法上的挑战外，还存在实际的挑战（Furniss 等，2014；Holden，McDougald Scott 等，2015；Holden，Valdez 等，2015）。Valdez 和 Holden（2016）概述了在家庭和社区进行人为因素研究时，社区成员、研究团队和项目的巨大差异性。他们还就如何通过访问参与者之前、期间和之后的策略来解决这些不同的优先事项提供了实用建议。在下文中，我们将详细阐述两个重要的问题，即确定目标群体，并确定与他们会面的时间地点。

（一）定义偏好群体

在家庭和社区环境中进行的许多人为因素研究仍有临床动机。研究通常关注患有特定疾病或诊断的个体，如高血压、哮喘或糖尿病患者。偏好群体通常会因地理、性别、种族或民族等因素而缩小。例如，一项描述性研究可能会问，"什么样的工作系统改变会让患有糖尿病的非洲裔美国女性更健康"或"什么样的工作系统改变会让农村地区的糖尿病孕妇更健康"。一项考虑到特定设计变化的研究可能会问，"使用智能手表和移动应用程序是否有助于非洲裔美国女性更好地控制糖尿病"。

要确定偏好群体的范围大小是很难的。在具有相同症状的群体中存在很多差异，因此，缩小偏好人群有助于设计有用且可用的患者工作系统干预措施。此外，进行以家庭和社区为基础的研究在逻辑上具有挑战性，而且通常是定性的，这可以使数据丰富起来，但也使分析变得繁琐。选择更集中的人群可能会减少为充分了解偏好人群所需的参与者的样本数量。然而，缩小偏好人群也有缺点，例如无法了解那些被排除在外的群体以及他们对使用环境的重要见解，所以研究结果的普适性将降低。研究人员还需要确定家庭和社区因素（如健康医疗的可及性），来用作缩小偏好人群的因素。

对偏好人群的选择也需要对设计公平性进行明确的决策。由于存在社会经济地位、语言、残疾或地理等因素，并不是所有人都可以获得患者工作干预措施。如果一项有效的干预措施能够被大多数群体而非所有群体所接受，那么它可能会增加现有的或创造新的健康结果的差距，即干预措施产生的不平等（Veinot 等，2018）。如果一项干预措施是为个人量身定做的，那么评估非统一干预措施的影响就变得特别艰难。相反，可以对订制的干预措施及不同的患者工作系统集中进行稳健性评估。

一种评估方法是进行最大方差抽样，目的包括在研究人群中选择各种极端值（Benda 等，2020）。由于患者工作系统如此多样化，即使偏好人群相对狭窄，最大方差抽样也可能有用。例如，关于家庭和社区环境，一个研究小组的样本可涵盖各种住房类型。

（二）在个体居住地会面

家庭和社区研究往往在正规医疗机构进行招募工作，首先由医疗工作者与潜在参与者接触。这种"与研究人员见面"的方法，即使研究的重点是在家庭和社区发生的事情，也是从临床角度出发的。通过将家庭和社区研究与具有特定条件或诊断的个人联系起来，并通过从正规医疗机构招募人员，研究将偏向于最近与医疗系统互动的参与者。

　　研究人员应考虑参与者应该处于医疗服务的哪个环节，包括目前没有与任何正式的医疗系统互动、刚从急性护理环境中出院、门诊手术后、在频繁的就诊之间进行自我管理，或者在不频繁的就诊之间进行自我管理。这种考虑将有助于确定是否应该在正式的医疗机构或非正式的环境（如社区中心）进行招募工作。如果研究人员从不同的地方招募参与者，他们还必须考虑到在不同的招募地点，参与者的特征可能有根本的不同。

　　从研究人员的角度来看，在患者工作系统设置中收集数据可以让研究团队对患者工作系统内部环境进行评估，这是通过参与者自我报告难以收集到的。虽然这种方法大大增加了研究团队的时间成本，但是去参与者的家里得到患者工作环境的宝贵信息。这一考虑对旨在理解家庭和社区工作系统的研究尤为重要。然而，参与者可能不希望研究人员进入他们的家庭环境。因此，参与者在与研究团队见面的地点的选择上具有灵活性。如果对患者工作系统内部环境的评估很重要，研究团队应该寻找替代方法，如照片、视频或结构化数据捕捉工具。例如，Yin 等（2018）提出了一种方法，以一种比重复观察更不突兀的方式捕捉丰富的纵向患者工作。研究人员将随身携带摄像机和自我报告日记，对 40 名患有 2 型糖尿病的参与者和至少一种慢性共病的参与者进行 24 小时的测试，还应用了研究前后的定量问卷和定性访谈数据。他们将这些数据用以评估患者工作的持续时间、频率、环境和模式。vizHOME 项目提供了在家庭和社区环境中收集患者工作系统数据的另一个示例方法（Brennan 等，2015；Werner 等，2018）。该团队使用激光雷达（一种激光发射扫描仪）来捕捉 3D 家庭内部。这些房屋可以在虚拟现实 CAVE 中实现可视化。捕获和可视化这些数据的目的是了解家庭环境如何影响人们使用医疗保健工具和技术的方式、地点及效果。虽然最初的一组参与者允许研究人员进入他们的家，但未来的研究可以使用这些 3D 模型来代替他们进入患者的家。

对于旨在重新设计患者工作系统的研究来说，选择为参与者提供多少支持是十分重要且具有挑战性的。早期的结构设计交互应该倾向于通过家访、电话和会议与参与者进行更多的接触，以确定应该解决的设计挑战。最终设计应反映研究后部署设计的预期接触水平，例如基于构造设计交互的故障排除指南，否则无法确定设计在研究之外是否具有可扩展性。

五、案例研究

（一）糖尿病患者的高血压管理

利用低成本信息技术实施的传染性疾病——糖尿病中的高血压（CONDUIT-HID）项目旨在开发和实施一种全新的技术支持护理模式，来管理糖尿病患者的高血压（Marquard 等，2013；Martinez 等，2017）。CONDUIT-HID 专注于改善"护理间护理"，对象是已参与正式医疗体系的个人。从患者工作系统重新设计的角度，研究团队采用了一种以患者为中心的方法来设计技术支持的护理模式。患者参与了构型设计工作和总结性结果评估。患者工作模型并不用于指导这些设计活动，而是用于指导参与者访谈的定性分析。以下描述是与本研究相关的一些关键的宏观人体工程学患者工作系统因素。

1. 研究对象

高血压患者。

2. 工具

低成本、商用、现用且经临床验证的血压（blood pressure，BP）监测器和软件。

3. 任务

参与者每周使用电子血压计进行几次血压读数。在家庭和社区环境中获得的患者血压数据与患者电子健康档案（EHR）中的临床数据相结合。这些数据使得从事长期护理工作的护士可以在患者不进入医院等正式医疗机构的情况下监测其血压，为患者提供关于药物调整和生活方式改变的电话咨询。

4. 物理背景

几乎所有的参与者都在家里测量血压。他们房子的大小、类型（如单一家庭住房）和自然环境（杂乱程度）各不相同。

5. 社会背景

参与者经常在管理高血压和使用这些技术方面得到家人的支持。

6. 组织背景

参与者已经在马萨诸塞州中部卫生系统中接受了护理。大多数人都有与治疗高血压相关的常规生活。他们生活在不同的地理区域，距离卫生系统接入点的距离也不同。他们所居住的州会提供公共卫生保险，但这会随着经济状况的变化而表现出不同。

该项目包括多个构型设计组件。研究小组成员充当患者和护士的代理人，记录他们在使用系统 10 天期间遇到的所有难题，并创建调解策略（Marquard 和 Zayas-Cabán，2011；Zayas-Cabán 等，2009）。其中大多数策略（如培训协议、简化的课后指导）都得到了实施。该团队随后对 26 名参与者进行了一项初步研究，每个人使用该系统 9 个月（Marquard 等，2013）。成功的关键衡量标准是，患者能否在家中或工作场所进行干预，而不需要研究团队来帮助他们。数据收集方法包括在每次就诊时与 1～2 名研究护士和 1～3 名人因研究人员进行室内观察，以及与患者通话。团队记录了参与者在家中使用该系统时遇到的困难；每次就诊后，人因研究人员会在可能的情况下修改提供给患者的材料，或者修改技术元素——尽管这对于商用现成技术来说是一个挑战。如果在回访之外遇到困难，参与者也会打电话给研究团队；这些难题在可能的情况下均得到了解决。

对196名患者进行了随机对照试验，其中99人接受了干预，97人接受了标准护理。随机对照试验期间收集的数据包括家庭、办公室血压读数和卫生系统使用数据。定量研究数据显示，干预组和对照组在血压前后读数或利用数据上没有差异。但是，两组患者的血压前后读数都有所下降，可能是因为"标准护理"方案在研究期间也发生了变化，在血压上似乎显示出了同样的改善。

为了更好地了解参与者与干预措施的互动，研究小组对21名干预组成员进行了访谈（Martinez等，2017）。研究护士有目的性地抽取了一组不同的参与者进行访谈。参与者被问及他们在干预中的总体体验，以及成功经验和存在问题。访谈数据采用SEIPS2.0框架进行编码。参与者普遍认为CONDUIT-HID干预措施很容易与他们的日常工作相结合，而且该系统便于使用、可靠性高。尽力解决可用性问题和支持参与者的工作流程对干预的成功很重要，但还不够。最大受益者的高血压相关心理模式有所改善（例如，在他们的行为和血压读数中识别因果模式），这些改变的模式导致了自我管理技能的提高。

尽管使用SEIPS2.0框架来分析参与者的访谈有效，但如果能根据患者工作系统模型对参与者群体进行初步评估，并使用这种理解来推动设计选择，那么该项目将会大获成功。因为研究小组致力于使用现成的技术来提高访问性和可扩展性，这种理解将主要指导技术的选择和与医疗系统的互动。尽管设计的选择在很大程度上适用于参与者群体，但对参与者的患者工作系统进行基于框架的评估，可以为这些选择提供更多的依据。

（二）提高艾滋病患者及艾滋病感染高危人群的药物依从性

药物摄入的非侵入性感知（USE-MI）项目旨在开发和实施一种创新、低成本系统用以概念验证，进而改善药物摄入测量和依从性。下面是一些与本研究相关的关键宏观人体工程学患者工作系统因素。

1. 患者

艾滋病患者，艾滋病感染高危人群。

2. 工具

手腕佩戴的设备、智能手机应用程序、一个带标记的药物容器。

3. 任务

参与者会收到自定义的服药提醒，系统通过 NFC 标签、手腕移动数据和用户反馈来检测和记录服药行为。参与者可以通过智能手机应用程序查看需要遵循的数据。

4. 物理环境

与 USE-MI 系统交互的参与者在家中和社区的许多地点和许多不同的时间进行交互。因此，相交互的家庭和社区相关因素的数量呈指数型增长，比在 CONDUIT-HID 中多得多。

5. 社会环境

参与者基本上不希望其他人知道自己的情况，也不希望其他人了解该系统的目的。

6. 组织环境

参与者已经在西雅图一家服务于 HIV/AIDS 患者的诊所接受治疗。大多数人都长期服药。他们大多生活在城市环境中，许多人面临经济困难的问题，并获得一系列的医疗保险。

到目前为止，该项目包括多个构型设计组件。由于 USE-MI 需要几个个性化定制的、密不可分的复杂组件（如后端服务器、电话、手表、NFC 标记的药瓶），形成的设计过程比 CONDUIT-HID 更复杂。该团队最初对接受抗逆转录病毒治疗和艾滋病毒暴露前预防的人群进行了调查（ n=225 ）（ Stekler 等，2018 ）。参与者被问及患者工作系统框架中的几个要素，包括个人信息、服药工具和服药流程。通过观察患者工作系统因素和他们自我报告的依从性之间的联系，这项调查帮助确定了该系统对哪些人最有价值。

随后，该小组对艾滋病患者和高危人群进行了访谈、观察及问卷调查（ n=17 ）（ Marquard 等，2018 ）。在半结构化的面对面访谈中，参与者回答了关于患者工作系统和过程的问题，包括他们如何储存、服用和记录药物。他们完成了一份调查问卷，这份问卷可评估他们的依从性程度、服药实践、对获得关于服药模式的反馈的偏好程度、人口统计学指标。研究小组录下了参与者戴着手腕设备服用安慰剂的视频，参与者还对两种候选设备进行了反馈。

一旦开发出相对稳定的系统版本，8 个不同的研究团队成员就在迭代开发过程中在院外使用该系统（有些人使用了几个月），他们或使用个人药物，或服用安慰剂。研究小组成员系统地讨论并解决了可能给患者带来困难的可用性和技术性难题。尽管研究团队的工作系统可能与参与者的不匹配，但这种方法允许研究团队发现并解决许多问题。该团队目前正在对该系统进行长时间的试点测试，在修改系统设计并将其部署到评估试验之前，请 10 名患者参与测试，收集他们的反馈。

在本研究中，研究小组使用患者工作系统因素来指导其前期开展的工作。该团队主要研究他们认为更有可能影响系统结果的工作系统因素。虽然仅评估工作系统因素的一个子集可以减轻参与者和研究团队的负担，但这样做可能无法确定影响系统使用的关键因素。

六、结论

家庭和社区环境被广泛认为是完成患者工作的重要环境，但捕捉这些环境及其多样性是十分费力的。虽然人因工程学研究人员或专业人员很难对患者的家庭和社区环境的一些方面做出改变，但家庭和社区环境的知识可以作为设计指导，告知他们应选择哪些影响患者工作系统的方面。

有几个模型和框架可以指导患者工作系统的评估和重新设计，包括一般的工作系统框架、健康的社会决定因素模型和最近的患者工作具体框架。如果个人研究使用这些明确的框架来指导家庭和社区环境中患者工作系统的调查、设计和评估，那么人因工程学社区将会受益。使用这些共同的框架将使人因工程学研究人员和从业人员能够在不同的研究中分享数据，并进行跨研究的数据分析。

本章还概述了在家庭和社区中以患者工作为中心的活动需要实际考虑的事项。人因工程学的研究人员和专业人员必须对偏好人群做出明确的选择。集中于狭隘定义人群的研究可能会牺牲普遍性，以确保一个子群体内的数据收集深度，然而广义定义的人群可能会以牺牲深入理解子群体为代价，只为得到更一般化的结果。只有通过大型的研究（或使用通用数据收集框架的综合研究），才能实现这种必要的理解深度和广度。

由于个人的家庭和社区环境的丰富和多样化特性，人因工程学研究人员和专业人员在这些环境中会得到很好的服务。如果这不可行，那么可以选择其他方法，如照片、视频或结构化数据捕捉工具等，以提供超越传统问卷或访谈的结果。

为了充分了解目前患者工作是如何进行的，或者将如何受到系统设计变化（如新技术、政策）的影响，必须捕获、记录和系统分析家庭和社区的环境。这一过程需要仔细考虑人口范围和数据收集办法。对于在家庭和社区环境中开展的患者工作，有必要对人因工程学研究和实践社区进行协调一致的数据综合和分析。

致谢

本章编写得到了美国国立护理研究所（NINR）通过 UManage 中心提供的麻省理工学院建立症状自我管理科学中心项目（UMass Center for Building the Science of Symptom Self-Management grant）（P20NR016599）以及由美国国家过敏和传染病研究所（National Institute of Allergy and Infectious Diseases，NIAID）提供的药物摄入的感知项目（Unobtrusive Sensing of Medication Intake，USE-MI）（5R01MH109319–04）的支持。在本书中表达的任何意见、发现、结论或建议都是作者的观点，并不一定反映资助机构的观点。

第 5 章　社区零售药房的患者工效学

Michelle A. Chui　Ashley Morris　David Mott　著

　　IQVIA 研究所（2017）调查显示，每年约有 6.7 万家零售药房或社区药店开具 44 亿张处方。许多患者在每个月配药时会与社区药剂师进行沟通，其频率明显高于患者去看医生或其他初级保健提供者的频率。因此，药房是患者的一个重要护理点。除了核实书面处方和配发处方的准确性，并确保患者了解如何服药外，社区药剂师还在患者寻求非处方（over-the-counter，OTC）药物时作为分流点，发挥了宝贵作用。在药房期间，患者希望及时收到他们的新处方，并得到关于 OTC 药的建议。这些接触被称为患者咨询，药剂师会告知患者他们的药物、适应证、指示和潜在的不良反应，并核实患者对他们的药物没有任何其他问题。

　　这些患者经历是由药剂师发现的，几十年前就已被标准化（由美国印第安卫生处标准化，直到 1990 年综合预算调节法案 OBRA' 90 颁布，这是目前遵循的联邦立法规定的药剂师 – 患者咨询标准）（Perri 等，1995；Scott 和 Wessels，1997）。对零售药店感兴趣的以系统为重点的药学研究者通常会把注意力集中在药师或药学技术人员在工作环境中必须做的事情上，其中患者只是药师执行任务和互动的一小部分（Patwardhan 等，2014）。因此，传统上，患者通常被认为是信息的接受者，而不是积极平等的团队成员。将注意力转移到患者身上不仅需要从患者的角度理解和解决药剂师与患者的互动，还需要注意患者离开药房后如何与药物进行"互动"。

尽管所有患者都能从患者 – 药剂师的互动和精心设计的药物标签等系统元素中获益，但这些需求在某些人群中更为明显，如老年人。在美国，老年人是处方药和非处方药的最大使用者，占所有非处方药使用群体的 40%（Glaser 和 Rolita，2009）。人们期望居住在社区的患者，特别是老年人，能够在家中有效和安全地管理他们的处方药物和非处方药物。然而，事实并非总是如此。约 30% 的老年人入院与药物有关，其中 11% 以上是由于不坚持用药，10%～17% 与药物不良反应有关（Winterstein 等，2002；Salvi 等，2012）。使用 5 种以上药物的出院老年人更有可能在出院后的 6 个月内到急诊科就诊并再次住院（Alarcon 等，1999）。鉴于老年人更有可能出现不良反应，对于社区环境中的药剂师来说，解决必要的风险尤为关键。研究人员试图改善这些结果，但成效有限，这可能是因为干预措施的重点主要是改善药师工作系统的组成部分（如技术和药师教育），而没有大力关注患者、患者工作系统和以患者为中心的结果。

以社区药房为重点的人因和人体工程学研究目前正以两种重要的方式扩展。首先，研究已经转移到患者工效学领域，重点是患者和需要在他们的家庭和社区环境（包括零售药房）中执行的任务。此外，目前以改善药物标签为基础，通过明确地将患者涵盖其中，来考虑他们作为最终用户的观点。本章将分享处方药和非处方药产品标签设计方面的改进，以及药剂师和患者进行咨询方面的进步。本章还包括一个案例研究，描述了药物干预的发展，以改善老年人使用非处方药的安全性。

一、产品标签：产品概述

产品标签包括所有印在药瓶外部的信息。瓶子上的信息会因是否为处方药而有所不同，但通常都会包括成分清单和如何服用药物的基本说明。患者误解药品（处方药物或 OTC 药物）标签上的说明很常见，这可能就是用药错误和治疗效果不佳的原因（Wahlberg，2017）。在一项研究中，患者被要求阅读并解释 5 种常见处方药的剂量说明，高达 1/3 的患者至少误解了一种。常见的误解原因是标签语言、指示的复杂性、隐性与显性的剂量间隔、干扰因素的存在、标签的熟悉程度和对标签指示的关注度。这项研究的结论是，处方药标签说明措辞粗糙、含糊不清，而且易造成不必要的理解困难（Wolf 等，2007）。这项研究表明，服用处方药的患者的认知功能存在差异。在设计供人们遵循的用药说明时，关键要考虑到患者在理解上的差异性。

研究表明，相比于标准指令，人们可以更好地回忆和理解以患者为中心的指令（Morrow 等，2005）。发表于 20 世纪 90 年代和 21 世纪初的研究发现，老年人和年轻人拥有类似的服药模式，设计与该模式相一致的用药指导可以提高他们对药物信息的记忆（Morrow 等，1991，1993，1996），从而提高服药依从性（Morrow 等，1988）。人们喜欢更大的打印字体和行间距，有额外空白的，列表说明和表面积扩大（拉出式标签）的药品容器（Wogalter，1999；Wogalter 等，1996；Vigilante Jr 和 Wogalter，1999；Morrow 等，1995）。具有这些设计的标签可以提高反应时间和知识获取能力（年轻人比老年人更快）（Wogalter 和 Vigilante，2003；Shaver 和 Wogalter，2003；Mendat 等，2005）。图片和图标对那些健康素养较低或阅读能力不足的人是有用的（Sojourner 和 Wogalter，1997；Morrow 等，1998）。最近的文献综述也支持患者预后结果受信息设计影响的观点（Tong 等，2014）。

许多因素导致人们难以理解社区药房提供的药物标签（处方药或非处方药），其中最相关的可能是健康素养。美国国家医学院将健康素养定义为"个人有能力获得、处理和理解作出适当健康决定所需的基本卫生信息和服务的程度"（美国国家医学图书馆网络，2020）。研究表明，健康素养较低的患者更难理解普通处方药的容器标签上的指示，从而增加了用药错误的风险。按照"每日两次，口服两片"的提示，健康知识普及程度低的参与者中有 3/5 的人犯了错误，健康知识普及程度高的参与者中有 1/5 的人犯了错误（Davis 等，2006；Sparks 等，2018）。误解用药说明书的患者发生药物不良反应（ADE）的风险较高（Wolf 等，2016）。因此，健康知识水平低的患者到药房购买处方或非处方药时，药剂师应提供额外关注。然而，药剂师并不经常能够意识到患者的低健康素养，而且通常情况下，药剂师在与患者沟通时并没有了解到这一关键特征。有必要考虑重新设计医疗保健系统的各个方面，以提高药剂师对患者健康素养的认识，使每一次沟通对患者更有价值。这将在下面章节中讨论。

（一）非处方药标签的改进

在 Tong 等（2015）的一项研究中，研究人员检查了消费者报告的关于剂量和储存的假设行为，以衡量 OTC 药物标签的可用性和消费者的功能性健康素养。在 50 名参与者中，大约一半是女性，一半的人表示阅读书面信息是他们职业的一部分。大多数人是高中毕业，在家里说英语。研究要求参与者找到并理解 OTC 药物标签的关键信息，并使用一份有 13 项问题的问卷进行评估。结果显示，研究参与者能够成功地找到有关剂量和储存的相关信息，但有 1/3 的参与者报告与标签上的剂量说明有偏差。1/3 的参与者还报告了不适当的储存条件或地点，与标签上的储存说明存在偏差。这些偏差有可能对药物使用产生不利影响（Tong 等，2017）。因为药物标签的可用性差而引起的用药安全问题得到了当地治疗性商品监管机构的认同。

澳大利亚药品管理局（TGA）曾在 2012 年和 2014 年提出实施

标准化 OTC 药品标签设计。Tong 等（2018）随后着手开发和测试替代 OTC 药物标签的格式，以实现标准化，并探讨消费者对标签的看法。根据定性需求分析的结果（包括半结构式访谈和焦点小组访谈），与英国信息设计专家合作，研究小组为一个 OTC 止痛药（位于澳大利亚）——双氯芬酸——开发了四个新标签：一个是基于由澳大利亚 TGA 概述的设计；一个是基于美国药品事实标签的设计；另外两个是基于需求分析的结果。新开发的标签和基线标签作为完整 OTC 药物包装的一部分呈现，并由参与者单独评估。参与者被分配四个新开发的标签中的其中一个，并完成一份专门为这项研究开发的用户测试问卷。

问卷项目包括信息获取（例如，×× 品牌双氯芬酸产品的有效成分是什么）和信息理解（例如，假设你父亲刚从药房买了一些 ×× 品牌双氯芬酸产品。他告诉你他忘了告诉药剂师他现在有胃溃疡。关于服用该药品，你会怎么跟你的父亲说明）。在完成问卷后，参与者被要求对四个新开发的标签和现有的标签提供反馈。虽然进行定性需求分析的方法是基于偏好（如自我报告的用户意见）而非性能（如行为测量），但结果表明，新设计的标签在感知可用性、颜色、设计、内容或内容安排方面都优于现有标签（Tong 等，2018）。

Bix 等（2009）还研究了药物标签的设计，特别关注警告标签，如非处方止痛药上防止儿童接触的标签和产品损坏警告（Bix 等，2009）。这些特别的警告旨在让患者在购买时及时查看，这对减少儿童的意外中毒非常重要。因此，它们必须是明显的和突出的，使消费者能够了解，从而决定购买。视觉追踪被用于量化与警告的相对优势度和明显相关的三个度量包括，与标签的其他区域相比，用于察看警告标签的时间；回忆所浏览的 OTC 药物信息的能力；以及相对于其他标签元素，警告的可读性。结果显示，参与者花在浏览产品损坏警告区的时间不到 20%，浏览防止儿童接触警告区的时间不到 50%。参与者最不容易回忆起防止儿童接触警告和产品损坏警告。这些警告也是最不清晰的（参与者最难理解的信息）。因此，尽管法律要求突出这些警告标识，但目前设计的非处方止痛药包装未能有效地传达这些重要信息。

Bix 等（2018）利用这项初步研究结果开展了一项新研究，以优化服务于老年人的 OTC 药物标签。他们假设，在包装前板上放置警告标签（其中包含避免药物不良反应的关键信息），将增加人们对这些警告的关注，并支持更好的决策。这项研究中关注的另一个因素是颜色对注意力和决策的影响。本研究使用视觉追踪、变化检测和视觉搜索任务来调查不同 OTC 药物标签设计如何吸引人们对关键信息的注意、促进决策和加快交叉产品间的比较。他们希望创造一种标签，可以有效地向有风险的老年消费者传达关键的药物信息，从而使他们能够做出更好的药物选择决定，最终减少药物的不良反应。该研究结果表明，与处方药瓶上垂直放置的辅助标签相比，更容易注意到交互和水平放置的警告（Bix 等，2018）。

（二）处方标签的改进

2013 年，美国药典（United States Pharmacopeia，USP）引入了新的以患者为中心的处方标签标准。该标准首次对药剂师配药容器上的处方药物标签的格式、外观、内容和说明语言做出一致规定，并就如何以"以患者为中心"的方式设置处方标签提供了指导（USP，2012）。指导包括强调明确的指示和提高可读性（Ianzito，2018）。多项研究表明，以患者为中心的标签可以有效地提高药物使用的依从性、功能性健康素养和理解能力（Tai 等，2016；Trettin，2015；Wolf 等，2016）。这些设计包括增大字体，并将 50% 的标签空间用于向患者提供的信息。

威斯康星州健康素养中心的工作人员通过其某个项目认识到，在全州范围内实施新的药物标签将需要利益相关者的投入。该项目旨在利用患者利益相关者投入的迭代阶段，以有效地实施 USP 标准。首先，一个研究小组招募了 11 位患者，组成患者咨询委员会。该委员会由年龄、种族、地理位置、健康状况和一般识字水平各不相同的患者组成。研究要求该委员会审查这些材料，以确保所有文化水平的患者都能清楚理解这些材料。

威斯康星州健康素养中心的工作人员随后进行了两次个人半结构化访谈和两次成年人患者焦点小组访谈。目的是发现患者喜欢的和不喜欢的标签。在一项集体访谈中，工作人员将典型药物标签上的不同元素分割开来，并要求参与者设计自己的标签。研究结果为重新设计标签提供了指导（表 5-1）（Sparks 等，2018；Gerhard，2019）。

表 5-1　半结构化访谈和焦点小组的结果

患者偏好	患者不喜欢
颜色、加粗、大字体	仅供药剂师使用的信息
空白空间	许多不清晰的日期
药物使用的适应证	规范写法
最重要的信息位于开头	不明确的指示(例如，每日 2 次)
药物的名称	均为大写字母
处方名称	药房信息位于开头

最后，威斯康星州健康素养中心开发了一项"为你最喜欢的标签投票"的互联网调查，以深入了解患者的标签偏好。通过社交媒体，邀请公众选择他们喜欢的两个品牌，以及他们喜欢或不喜欢的原因是什么。他们还回答了两种标签的相关问题，并受邀写下对药物标签的感受。

咨询小组、焦点小组、个人访谈和调查结果的反馈是一致的，这推动了药物标签的重新设计（图 5-1）。新标签已在 64 家药房实施。在多个地点完成了 500 多名患者调查。总的来说，83% 的患者更喜欢新标签或相似的标签(只有 13% 的人说他们更喜欢旧标签)。患者认为字体更大，标签更容易理解，重要的信息也更容易找到。患者强调，标签应该是为他们而不是为药剂师设计的。

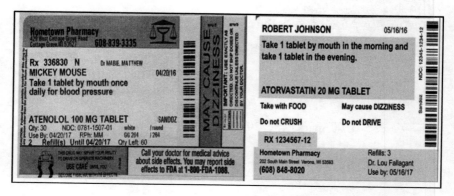

图 5-1　参与改进计划药房的旧标签和新标签

　　观察标签改变对药物补充依从性的影响。药物补充依从性低下与医疗成本很高、医疗服务利用率提高相关（Schwartzberg 等，2018）。一项前后对照研究设计用于检查标签修改后药物补充依从性是否改变。药物补充数据来自低收入人群医保计划。分析对象包括在 6 家修改标签的药店中重新配药的患者。分析表明，按所覆盖天数的比例计算，相对于改变标签前的 13 个月，改变标签后的 13 个月中，服用三类药物（哮喘控制药、降压药和口服避孕药）的补充依从性显著改善。分析还显示，服用哮喘控制药和口服避孕药的患者中，有相当比例的初始药物依从性水平较低（PDC $\leqslant$ 0.50）或中等（PDC $\geqslant$ 0.50～0.80），标签变更生效后，药物依从性水平升高。研究小组进行的另一项分析表明，在参加医疗保险 D 部分处方药物保险项目的老年人中，标签的变化与药物补充依从性的增加有关。这两项分析都表明，标签患者中心化与药物补充依从性的改善显著相关。

　　本研究结果表明，利益相关的患者认为符合 USP 患者中心标准的标签可显著改善药物的有效使用情况。该项目的下一阶段将是评估标签重新设计中以患者为中心的结果，以加强我们已经对患者偏好的了解。从一家参与国家医疗补助计划的药房收集到的患者试点结果表明，在哮喘药物、抗高血压和口服避孕药的标签改变后，平均药物占有率（medication possession ratio，MPR）这种衡量药物依从性的指标，有显著改善。还有一些初步证据表明，MPR 对药物依从性最低的患者的改善程度最大。

二、药剂师 – 患者协作工作概述

　　在社区药房环境中，患者和药剂师之间的沟通是护理的关键，患者咨询是药剂师职责的长期组成部分（Milosavljevic 等，2018）。药剂师应在了解患者人口学特征的同时，与患者开展个性化的沟通，并相应地对患者支持任务进行优先排序（Shoemaker 等，2011；Ngoh，2009）。不幸的是，我们知道药剂师存在偏见，这可能会影响他们与患者的沟通，患者与药剂师之间的沟通可能会受到所处的物理空间的影响（如免下车窗口和传统的步入式窗口）。

（一）医患沟通中偏见的存在

　　正如本章之前所讨论的，健康素养是成功地与患者沟通的一个重要组成部分。在理想的情况下，药剂师将对患者的健康素养有明确的了解，并能够相应地调整沟通，以有效地共享信息。然而，药剂师成了错误共识效应的受害者，即他们无意中假设患者与自己一样能够理解使用说明书。但显然患者，尤其是有着不同经历（如教育、生活方式）的患者，并不总是以药剂师的方式思考问题。

在药房环境中，考虑到错误共识效应是很重要的，因为它影响了另一个偏见，即过度自信效应（相信每个人都知道自己知晓的知识）。这对于患者和药剂师之间的沟通是很危险的，因为药剂师是传授健康信息和提供资源的关键因素，过度自信效应可能导致药剂师为患者提供的资源更少。

> 她出院后我检查了她所有的药物，我让她向我展示她是如何使用思力华（Spiriva，一种药物的商品名）的。说明书上写着"每天吸入一粒胶囊"。她把胶囊放进吸入器，然后她吸了口气，但没有刺穿胶囊。她只是在呼吸新鲜空气。尽管我认为用药说明写得很清楚，但她没有正确服药。

（Community Pharmacist）（Sparks 等，2018）

（二）不同实体药房中的处方取药互动

20 世纪 90 年代，为了满足人们对便利的需求，免下车服务在美国的社区药房广泛建立起来。这项服务允许患者在两个地点接受患者咨询，一是在"免下车"窗口，患者可以开车过来，待在车里，通过麦克风交流，通过滑动抽屉交换处方、患者信息、保险信息、钱；二是在传统的步入式窗口，患者可以在药房里，与药房工作人员面对面交谈。患者可以选择在哪里接受处方，这可能是对便利之外的偏好的反映（Chui 等，2009）。此外，这两个物理位置在药物安全性和依从性以及患者感兴趣的其他结果方面可能有多种优缺点。

我们进行了一项研究，对在同一家社区药房的免下车窗口和步入式窗口遇到的患者同时进行观察、描述、记录，以便进行分析。使用步入式窗口的患者更频繁地被药剂师理会，与他们沟通的时间也更长。此外，患者更常在步入式窗口接受咨询。进一步的研究表明，那些更有可能需要额外帮助的患者，如英语水平有限的人，更喜欢步入式窗口。相比之下，"免下车"服务更有可能涉及至少一种"更私密"的处方（如治疗精神疾病的药物）。患者使用免下车窗口可能还有其他原因，例如认为免下车窗口更有效率，认为不需要咨询（如补充药物），或者他们是在为别人取药。有可能需要进一步调查这些偏好，以便定义和理解在免下车窗口或步入式窗口使用群体中药房服务方式之间的差异。

（三）使药剂师更好地支持患者工作

从患者工效学的角度来看，培训可以帮助药剂师理解患者，了解患者的信息预期，这可能会普遍改善药房沟通中误解和自满的情况。经证明，培训可以有效地减少医疗保健专业人员和患者之间的无意识偏见。培训模块可能包括关于偏见、错误共识效应、过度自信效应和文化能力的教育。为药剂师提供培训的讲习班可能包括发展技能，例如寻找共同身份和反刻板印象信息，以及作为"患者"练习患者 – 药剂师沟通，以学习某些群体的观点（例如，高中文化水平，无临床培训）（Stone 和 Moskowitz，2011）。

不幸的是，现有个性化患者的对话工具需要患者进行额外的工作（例如，填写一份调查，让药剂师在与患者沟通前进行审查）。许多在社区药房进行的研究旨在改善患者与环境和药剂师的互动沟通，以减少不良后果。最近的证据表明，药剂师正在采取创新工作，以提高这些沟通的频率和质量（Melton 和 Lai，2017；Murray 等，2019；Santina 等，2018；Al Juffali 等，2019）。药剂师对电子健康记录进行访问，可以更好地与患者进行高质量的沟通，在电子健康记录中，他们可以获得相关的患者信息。

三、药物开发与使用中的患者工效学，提高老年人非处方药物安全性

与非处方药相关的不良反应每年会导致 17.8 万人住院（联合健康基金会，2005），这是一个主要的患者安全问题。老年人（65 岁以上）尤其容易发生药物不良反应（ADE）。在 220 万被认为有严重 ADE 风险的老年人中，超过 50% 是因为同时使用非处方药和处方药物（Qato 等，2008）。本案例研究描述了在开发、实施和评估系统重新设计干预方面的多阶段努力，以减少社区药房环境中的高风险非处方药滥用。

（一）患者安全选择非处方药的障碍

为了从老年人的角度了解安全非处方（OTC）药物选择的障碍，研究对 20 名老年人在 Shopko 商店选择 OTC 药物时进行了步行采访（Stone 等，2017）。被招募的老年人在到达商店参与研究时，需要在给定的不同场景中，在药房最终选择一种 OTC 药物。

研究确定了安全选择非处方药的四个重要障碍（图 5-2）。包括对非处方药安全性的假设、在非处方药通道中选择药物的困难性、使用标签信息选择药物的困难性，以及不愿接受药剂师的药物选择建议。此工作系统分析的重点是老年人，特别关注他们的需求。我们分析发现，患者认为药剂师与使用说明书等其他工具一样可以提供 OTC 药物信息。

许多老年人错误地认为，OTC 药物是安全的，因为它们无须处方即可获得，或者只要标签上没有特别警告，他们服用其他药物就是安全的。大多数人说，他们读了标签，但他们指出，即使他们看到了"里面有什么"，也无法认识到活性成分的意义。老年人在进行药物比较时遇到了很大的困难，因为在 OTC 药购药通道中有大量类似的购买选择。即使在参

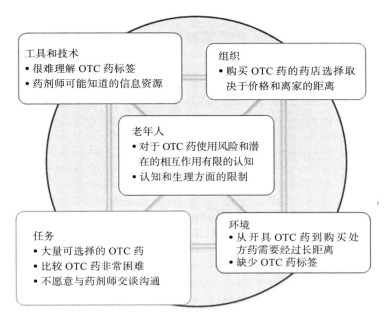

图 5-2　针对老年人的工作系统存在的障碍
OTC. 非处方

与者直接比较两种药物的情况下，标签仍然被误解［例如，一名参与者说，由于她的处方，她不能服用额外的对乙酰氨基酚（Acetaminophen），但随后选择了含有对乙酰氨基酚的复合药物］。在另一个案例中，一名参与者注意到他之前对布洛芬的不良反应，然后说她只能服用雅维（Advil，布洛芬的商品名称）。尽管老年人提到，药剂师是理解处方信息的宝贵资源，但他们往往不愿询问药剂师有关 OTC 药物的问题，部分原因是他们认为所有 OTC 药物都是安全的。

这些结果表明，在零售环境中，OTC 药物挑选区域的设计存在重大问题。老年人自我管理的基本假设——即老年人可以通过药房工作系统安全地选择和使用 OTC 药物——可能是错误的。

（二）与选择 OTC 药物相关的患者任务

在社区药房中，很少有研究关注患者在 OTC 药选择方面的决策。研究人员利用步进式访谈中收集的观察数据，进行了演绎分析，以捕捉与"患者工作"相关的任务广度。这一分析生成一系列老年人在选择非处方药时阐明的任务列表。在第二项研究中，作为一个更大的参与性设计项目的一部分，研究者招募了一个单独的患者利益相关者小组来审查任务列表，并将任何遗漏的任务添加到列表中。总共确定了 25 项任务。参与者会得到笔记卡，每个人都有挑选非处方药的任务。任务的例子包括：找到一种在货架上价格非常高或非常低的药物，比较不同药物的强度，以及确定警告标签是否适用于你。

然后，参与者被要求根据难度（从完全无困难到极度困难）和频率（从不到总是）对任务笔记卡片进行排序。最困难的任务是确定药物的单位成本和确定非处方药与处方药一起服用是否安全。阅读药物标签上的警告和确定药物警告的相关性是最常见的任务。结果显示，老年人选择非处方药的过程有很多步骤，不一定按照特定的顺序，难度也不同，这表明老年人选择非处方药的"工作"是生理和认知上的挑战（Reddy等，2018）。参与者提供的见解有助于进一步从患者的角度确定问题，优先考虑最困难和最常见的障碍，这些障碍需要从患者的角度通过干预来解决。

（三）系统重新设计，以支持药剂师和患者协同工作

为了解决我们初步研究中发现的障碍，我们以 SEIPS2.0 模型（Holden等，2013）为基础，构思了一个系统再设计干预措施，以减少老年人 OTC 药物滥用的障碍（图 5-2）。该干预措施是重新设计一个系统，目的是保持患者的自主性和自我护理的参与，同时改善老年人的选择行为。

OTC 药购药通道的物理布局得以重新设计，从而促进药剂师与老年人的沟通（图 5-3）。目前那些开放处难以见到的高风险 OTC 药物（如治疗疼痛、睡眠障碍或咳嗽／感冒的药物）被放到一个新的区域——"老年区"，该区离开方处最近，而且在药师和技术人员的视线范围内。虽然这些药物仍然可以在普通的药房过道上买到，但这个新的区域为老年人提供了安全的药物选择，而不会让他们接触到可能不安全的药物。这个新的区域还备有老年人经常购买的其他物品，因此他们能够在一个区域找到所有与药房有关的产品。

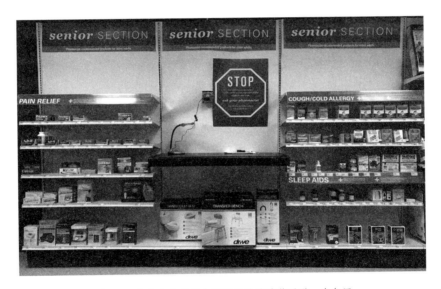

图 5-3　药店中为老年人重新设计的购药通道：老年区

与视觉、对比度、符号和表示警告的颜色有关的人为因素原则被纳入分析，以构建安全决策。鉴于许多非处方药的选择是基于以往的经验，药店内标识的内容［特别是"停止"（STOP）标识的内容］被开发出来，促使老年人质疑他们选择的 OTC 药物是否安全和有效（图 5-3）。这些内容旨在帮助老年人认识到他们可能缺乏做出适当决定所需的知识。

重新设计的总体目标是让患者了解非处方药的安全性问题，并提高他们在做出决定之前与药剂师讨论选择的意愿（Reddy 等，2018）。

四、建议和影响

我们对不良用药的影响了解很多。许多研究已经确定了与服药依从性差和用药错误相关的发病率和死亡率（Kaur，2019；Bassett 等，2019）。以药房为重点的研究人员试图改善这些结果，但成效有限，这可能是因为干预的重点仅仅是改善零售药店环境中的工作系统组成部分（如技术和药剂师教育），而并没有重点关注患者和以患者为中心的结果。目前有大量研究对药品标签的用户驱动信息设计进行了调查，这是工作系统中固有的以患者为中心的组成部分，显示了改善药物疗效的良好结果（Abedtash 和 Duke，2015；Davol，2015；Herron 和 Vu，2013；Morrow 等，2005；Vredenburgh，2009）。然而，信息设计研究还没有扩展到药品标签以外的零售药店工作系统的其他组成部分。在理解这些不良患者用药结果的潜在原因以及零售药店如何解决这些问题方面仍然存在显著的差距。

在社区零售药店中使用患者工效学的研究还处于起步阶段，但在改善患者体验方面有很大的潜力，这可以帮助患者更安全有效地使用处方药物和非处方药物。患者的人体工程学可以发挥关键作用的一个领域是概念化和测试方法，以帮助患者与他们的医生和药剂师成为积极平等的团队成员。患者通常是信息（和药物）的接受者。然而，为了创造一个真正的以患者为中心的体验，患者需要知识、信心和工具来与他们的医疗保健专业人员进行双边对话。

此外，患者作为活跃的团队参与者的角色，不能在离开药房后就结束。当患者在社区药房接受药剂师的咨询时，他们会收到大量的信息。

患者必须根据自己的生活方式和他们现有的家庭工作系统来组织信息，并计划用药和监测不良反应。患者难以记住和管理复杂的服药方案，使用患者工效学的研究可以阐明如何帮助患者正确使用药物。

致谢

感谢 Jamie Stone 在文献检索和排版方面的帮助。

第 6 章　线上社区与社交网络（OCSN）中的人为因素与患者工效学

Annie T. Chen　Albert Park　Andrea L. Hartzler　著

　　线上社区和社交网络（online communities and social network，OCSN）越来越多地被患者、非正式护理人员、临床医生和其他人使用，使用的目的与健康相关。很多术语都与 OCSN 有关，包括社交 / 在线网络、虚拟社区、在线论坛和在线社区。我们认为 OCSN 作为社区场所，是由电子媒体促进的，有共同兴趣的人们相聚其间，分享经验、提问、相互支持（Eysenbach 等，2004）。因此，OCSN 是患者工作（患者、家人、朋友和护理人员为管理个人健康而做的工作）的重要载体。患者工作包括在日常生活的社会、技术和组织环境背景下发生的多个任务（例如，查找和理解健康信息、实施与疾病相关的调整、协调资源）（Valdez 等，2015）。作为患者工作的载体，OCSN 提高了这一广泛任务的性能。

　　患者工作发生在患者工作系统中，并由该系统塑造。该系统包括三个嵌套的抽象层次：人 – 任务 – 工具三元组、家庭、社区（Holden 等，2017）。家庭和社区都由社会环境、物质环境和组织环境三种环境组成。人 – 任务 – 工具三元组包括从事与健康相关任务的人及其使用的工具。此三元组被嵌入到家庭中，而家庭又被嵌入到一个社区中。因此，在患者工作系统的框架内，OCSN 可以被概念化为一种工具，供人们在家庭和社区环境中完成与患者工作相关的任务。参与者获得的信息和支持可以促进患者在社会、物理和组织环境领域的工作。例如，一个刚被诊断患有严重疾病的人可能会在 OCSN（社交环境）中寻找与家人和朋友分享这类消息的信息。同样，突发残障的人可能会咨询如何改变他们的生活空间以及应该为这种改变获得何种类型的社区资源（物理环境）。最后，需要使用新药物的人可能会在 OCSN 上寻求帮助，以确定哪些药房提供最低的挂号费（组织环境）。在本章中，我们将介绍 OCSN，回顾相关研究和案例研究，然后提出设计和实践建议，以支持患者在 OCSN 的工作。

一、OCSN 的类型

OCSN 根据其不同特征可分为很多种（表 6-1），提供了一系列支持患者工作的方法。首先，OCSN 因主题而异，可以是通用的，也可以是针对健康的。一般的 OCSN，如谷歌 Groups，提供了健康主题的讨论论坛。针对健康的 OCSN，如 PatientsLikeMe，只针对健康主题设计。该平台是针对所有对话还是仅针对健康对话，这一点很重要，因为针对健康主题的平台可能提供支持患者工作的特定功能。例如，PatientsLikeMe 使用分类搜索（faceted search），使患者能够筛选其成员身份，以确定具有类似健康问题的患者，进而获得同伴支持。当然，使用者还有可能在通用 OCSN 上发现其他有类似健康问题的人，例如，通过搜索与感兴趣的主题相关的内容，或者遇到与自己有类似经历的患者。然而，大多数通用平台不包含简化此过程的功能。

有些 OCSN 专门针对特定的受众。例如，提供老年护理服务的护理人员论坛旨在支持患者工作中的非正式护理人员。患者、非正式护理人员和临床医生都可以使用其他 OCSN。例如，一些问答论坛允许临床医生和患者围绕健康相关问题进行互动。

表 6-1　线上社区和社交网络的特征类型

特　征	种　类	例　子
主题事项	一般性	Google Groups（https://groups.google.com）
	针对健康	PatientsLikeMe（https://www.patientslikeme.com/）
参与者类型	患者	Smart Patients（https://www.smartpatients.com/）
	非正式护理者	Caregiver Forum on AgingCare（https://www.agingcare.com/caregiver-forum）
	临床医生的组合	Sermo（http://www.sermo.com/） Facebook（https://www.facebook.com/）
功能性	社交网络	Facebook（https://www.facebook.com/）
	讨论论坛	Reddit（https://www.reddit.com/）
	微博 / 博客	Twitter（https://twitter.com/）
	照片 / 视频分享	Instagram（https://www.instagram.com/）
干预	干预	CHESS（https://chess.wisc.edu/）
	非干预	DailyStrength（https://www.dailystrength.org/）
内容可及性	公共	WebMD（https://www.webmd.com/exchanges/）
	私人	Closed groups in which only members are able to view content
	联合	Reddit（https://www.reddit.com/）
主导性	以专家为主	Clinician-led discussion forum within the context of a digital intervention
	以同伴为主	UKFibromyalgia Forums（http://www.ukfibromyalgia.com/forums/）
	无人主导	Community section on patient（https://patient.info/forums/）

　　OCSN 的第三个特点是其从社交网络到图像 / 视频分享的多种功能。例如，患者可以使用 YouTube（https://www.youtube.com/）分享和评论

与健康相关的视频。Reddit 等讨论平台，让患者能够提出问题、回答问题，并交换意见。像 Facebook 这样的社交网络平台使人们能够相互联系。有些 OCSN 提供多种功能。例如，YouTube、Reddit 和 Facebook 都可以促进媒体分享、讨论和社交网络，但各自有不同的优势。讨论、分享与健康有关的视频和图像，以及与他人联系，都是促进患者工作的不同方式。

OCSN 也可能是干预的一部分。这里所指的干预，是一种旨在帮助人们执行患者工作并通过研究进行评估的 OCSN。在这项研究中，卫生专业人员或研究人员可以监测干预措施，以评估它们是否按照预期提供支持。干预可以是独立的 OCSN，也可以是更广泛干预的一部分。后者的一个例子是综合健康增强支持系统（CHESS），该系统旨在支持慢性疾病的健康管理，其中包含着一个广泛使用的讨论组（Han 等，2009）。

OCSN 上的内容可以公开访问，也可以私密访问。例如，WebMD 社区上的内容是公开可见的，而 PatientsLikeMe 只对社区成员可见。其他 OCSN 则支持这两种类型的内容可访问性。Reddit 因其公共性而闻名。任何人都可以参与，默认情况下内容是可见的；但是，它也可以创建私人的子数据库。虽然有些人是有选择性的在 OCSN 上私下或公开分享与健康相关的信息（Newman 等，2011），但分享实践是多样的（Valdez 等，2017）。通过为患者提供与他人匿名交流的机会，OCSN 使患者能够讨论他们可能不愿在公共场所分享的健康问题，从而促进了患者工作的开展。

最后，一些 OCSN 设有促进交流的监督人，而另一些则没有受到监督。在无监督的 OCSN 中，可以出现非正式地促进和自我监督交流的用户。监督人可以是专业人员，如医疗保健提供者、治疗师或研究人员；也可以是患者。同行监督可以创造一个培养和增加自主权的环境，以执行和支持患者工作（Kaplan 等，2017）。

二、OCSN 作为患者工作载体的主要注意事项

（一）OCSN 提供支持

寻求、给予和交换社会支持是一项重要的患者工作任务，OCSN 促进了这项工作的开展。OCSN 中关于社会支持的研究通常采用 Cutrona 和 Suhr（1992）开发的类型学。最常被研究的支持类型有信息支持、情感支持、尊重支持、网络支持和有形援助。情感支持和信息支持是 OCSN 中交流最广泛的社会支持类型（Chen，2014）。

提供不同类型的支持是有帮助的，因为患者的需求随时间和健康状况而变化。例如，诊断后患者通常首先需要情感支持，其次是信息支持（Jacobson，1986）。鼓励性支持在威胁个人关系或致死性疾病上更常见，而行动促进型支持在管理慢性疾病上更为常见（Rains 等，2015）。OCSN 也可以作为罕见病患者及其家人联系、建立社区、参与患者工作活动的场所（Oprescu 等，2013）。

使用 OCSN 进行沟通和支持可以产生多层次的积极结果，如患者感到自己的知情权得到更好的保障，对治疗和与提供者的关系更有信心，提高疾病接受度，以及提高生活质量（Algtewi 等，2017；van Uden-Kraan 等，2009）。与 OCSN 相关的社会心理益处包括减少抑郁（Zhang 等，2017）、焦虑（Setoyama 等，2011）、压力（Bartlett 和 Coulson，2011）和改善情绪健康（Batenburg 和 Das，2014；Erfani 等，2016）。OCSN 也被证明对改变健康行为有积极影响（Laranjo 等，2015）。患者有时很难得到朋友和家人的理解，来自同龄人的支持会让患者感觉不那么孤独（Allen 等，2016）。接受社会支持的人往往会因为常见的斗争和类似的疾病历程而从其他患者那里得到安慰，并与他们建立联系。OCSN 的使用可以使人们找到积极的意义，给予和接受社会支持，提高自我护理的效率，这些都促进了适应性应对，也提高了生活质量（Mo 和 Coulson，2012）。

匿名社会支持也是 OCSN 所关注的一个重要方面，这对遭受污名化的人来说尤其重要。例如，许多人转向 OCSN 以期得到社会支持，这些社会支持的来源很多，从寻求崭新的社会关系到体重管理（Hwang 等，2010）；还有人将 OCSN 作为公开自己跨性别身份的平台（Haimson，2019）。由于社会上普遍的刻板印象和歧视造成了消极的影响，所以 OCSN 可以替代现有的社会关系，给予用户社会支持。另一个例子是心理健康问题。Reddit 广泛研究了抑郁、焦虑和创伤后应激障碍等被污名化的情况（De Choudhury 和 De，2014；Park 等，2018）。对于存在精神健康问题的人来说，长期参与 OCSN 有利于情绪状态的改善（Park 和 Conway，2017）。

OCSN 不断地设计、整合各项功能，在提供社会支持方面做出了很大的贡献。例如，OCSN 可以识别用户的个人档案，寻找具有相似病史的其他用户，患者由此与他们取得联系，这是他们获得同行支持的方式之一。OCSN 还可以协助用户增添一些有助于其与其他用户取得联系的信息，从而完善用户个人档案，但如果用户输入了一些也许会被公开的敏感信息，平台也会予以警告，达到保护用户隐私的目的。为了进一步完善平台的功能设计，OCSN 也会收集患者对于该平台辅助设施的反馈。例如，乳腺癌幸存者对于专业性的参与与支持、与其他幸存者进行沟通十分感兴趣，但对于该平台的某些具有竞争性的社会功能（如排行版）还是持有谨慎的态度（Lloyd 等，2020）。

（二）OCSN 的信息价值、信息质量以及信息解析

OCSN 作为患者经验的重要来源，对于患者工作至关重要（Kingod 等，2017）。虽然一些 OCSN 平台，如 WebMD，都有医学专家发表相关的健康信息，但大部分 OCSN 所提供的健康信息都来自非专业的人员，如前文提及的患有相似疾病的病友。患者始终强调同行提供的健康信息

的价值（Gray 等，1997；Zhao 和 Zhang，2017）。通过疾病轨迹了解他人的健康经验对帮助患者管理疾病至关重要（Huh 和 Ackerman，2012）。

与医学专家相比，同行可以提供更多不同类型的信息，包括一些日常健康管理和社会问题处理的经验建议，而医学专家提供的是以事实为导向的临床信息（Hartzler 和 Pratt，2011）。为了利用病友的专业知识，研究人员基于 OCSN 上用户生成的内容设计了新系统，用于建立癌症患者与癌症幸存者之间的联系（Hartzler 等，2016）。虽然这是一种支持患者需求的创新方法，但仍需要进一步的研究，以监测 OCSN 平台提供信息的质量。

尽管 OCSN 上提供的信息具有潜在价值，但人们同样可能对信息质量，包括信息的准确性和可靠性感到担忧。错误信息、虚假信息、机器人的使用、社交媒体上的营销，包括 OCSN 的使用，都变得愈发普遍。错误信息是不准确的信息，而虚假信息则试图用不准确的信息欺骗用户（Mingers 和 Standing，2018）。机器人是自动软件驱动账户，其目的是在几乎没有人为干预的情况下传播信息（Lokot 和 Diakopoulos，2016）、说服用户（Ferrara 等，2016）。社会营销是什么？是某个人滥用多个账户，并在账户上发表相类似的言论，试图扮演一个意见高度一致的群体，以达到人为创造的"社会共识"（Harris 等，2014）。所有这些担忧都会对 OCSN 产生负面影响，影响其作为患者工作的载体继续发挥作用。

如何做到核实 OCSN 信息质量对于促进患者工作非常重要，措施包括错误信息检测（Resnick 等，2014）、内容评估的可信度（Ciampaglia 等，2015）和反事实提示的利用（Betsch 和 Sachse，2013）。一个与健康相关的例子是使用概率图形模型，用于提炼关于药物不良反应的知识，来筛查线上广泛传播的虚假信息（Mukherjee 等，2017）。考虑到患者专业知识的价值以及公众对 OCSN 信息质量日益增长的关注，研究人员和设计师有责任衡量信息质量，并且限制低质量信息的传播。

对 OCSN 信息质量的担忧也促进了信息评估、解释方式的相关研究。例如，对于雅虎答案（http://answers.yahoo.com/）信息质量的评估，图书馆管理员和护士给出的评分较为相似，但雅虎的用户普遍认为，健康方面的检索内容的质量应该高于图书馆管理员和护士的评分（Oh 和Worrall，2013）。据其他研究报道，患者基于错误的初始假设进行假设测试（Keselman 等，2008），这就对患者在工作活动中如何解读和应用OCSN 信息提出了质疑。

然而，还有其他研究表明，患者早已意识到 OCSN 中可能存在不准确信息，并且他们在从事信息查找等患者工作时，已经开发了一套自己的方法以确保信息的可信度。例如，人们会采用不同的标准来评估科学信息和经验信息（Lederman 等，2014）。随着患者适应长期健康管理模式，他们也开发了信息来源评估方法，包括进行多来源信息间的比较、评估解释的"机制"，以及对权宜之计持怀疑态度（Chen，2016）。

总之，目前有大量的研究在调查患者和其他非卫生专业人员如何使用和评估 OCSN 内容。如何设计 OCSN 来协助参与者评估和利用这些信息仍有丰富的研究空间。

（三）参与 OCSN

人们以各种方式参与 OCSN，包括阅读、贡献、内容互动，以及使用 OCSN 特定功能来表达情绪（如内容点赞）。参与对 OCSN 来说很重要，因为它们提供了一个窗口，使人们了解患者工作活动、健康行为变化、健康结果。例如，在糖尿病方面，多参与线上社区可以帮助患者更好地控制血糖（Litchman 等，2018）。

患者、家人、朋友、非正式护理者和其他人都在以不同的方式参与OCSN。OCSN 提供的健康信息共享实践十分多样化（Valdez 等，2017）。

例如，"潜水者"意味着一个人从不发布或只是偶尔发布信息，他只是阅读他人发表的内容。而"活跃者"在阅读和发布内容两方面都积极参与（Nonnecke 等，2004）。但无论是"潜水者"还是"活跃者"，他们都在患者工作的参与中获益良多，两者获益是没有显著区别，他们都对相关信息更加了解，对治疗和医患间的互动沟通更有信心，对疾病的接受度提高，心态也更加乐观（van Uden-Kraan 等，2008）。然而，"潜水者"对 OCSN 也不太满意（van Uden-Kraan 等，2008），并且比"活跃者"有更大的信息需求（Han 等，2012）。"活跃者"可能会在线寻求支持，以弥补其在离线环境中缺乏的支持（Han 等，2012）。OCSN 可以帮助"潜水者"和"活跃者"以不同的方式执行患者工作，而了解这一点可以帮助患者工效学专家设计 OCSN，以支持他们的不同需求。

"潜水"和"活跃"的概念强调了个人可能使用的与 OCSN 接触的方式；然而，有研究表示切忌使用这个简单的二分法（Malinen，2015）。OCSN 也可以是由扮演许多不同角色的个体组成的。Jones 等（2011）确定了人们在自残论坛中不同类型的参与方式 [如"管理员"（回答他人的帖子且长期在线）、"蝴蝶"（高频次、短时间地浏览）"讨论者"（与他人进行讨论）、"为你而来"（频繁为他人的帖子留言提供支持）和"困境中的人"（总是发帖）等不同身份]。先前有研究针对老年人在线社区提出了六个角色的分类法：主持支持者、中央支持者、积极成员、被动成员、技术专家和访问者（Pfeil 等，2011）。这些丰富多样化的在线角色如何与患者工作的线下支持相类比，以及如何相应地处理他们，这对于未来的患者工效学研究来说是一个有趣的问题。

随着慢性疾病的管理，人们可能会采取不同的方式来执行患者工作。在一些方面，他们可能会获取更多有关自身健康管理问题的信息，在另一些方面，他们也在鼓励他人开展健康和保健活动方面发挥着更大的作用（Wen 等，2011）。人们也开始相信，新信息的缺乏也令 OCSN 成为一个毫无用处的空壳。但此后健康状况的变化使得信息需求和感知相关性又重新出现（Chen，2016）。因此，另一个潜在的考虑因素是，如何在患者的工作实践中随着疾病进展和环境条件的变化而变化时支持患者与 OCSN 的互动。

通过为人们提供个性化 OCSN 参与机制，我们可以鼓励他们参与，获得更多益处。例如，OCSN 可以允许用户以非文字方式进行分享，如分享照片（Kamel Boulos 等，2016）。主持人积极推动讨论的进行，鼓励用户提出不同的观点，进而促成更有意义的交流。除了通过讨论论坛吸引社区成员外，还可以强调通过消息传递进行的双向交流，来吸引更多的参与者。如果成员能够通过多种模式和交互方式，多了解平台上的内容，增加与其他人的接触沟通，他们就能够更成功地参与患者工作。

对于 OCSN 的管理者来说，参与度也是一个重要的考虑因素，因为它们会影响社区的互动和动态。会员特征、会员期限和暂时性、社区规模和社区活动等各种因素，都可能会影响动态。例如，由于与他人的互动交流，一个人的情绪也许会向积极的方向改变（Qiu 等，2011），回复时的用词选择也会影响未来的参与度（Park 等，2015），接受更多鼓励性支持而非信息支持的社区成员不太可能退出社区（Wang 等，2012）。OCSN 的潜水和社会存在可视化等设计特征也可能影响社区氛围，引导用户感受他们是否是有价值的成员，是否得到他人的支持。这些都是 OCSN 中支持患者工作的重要考虑事项。

（四）OCSN 研究的伦理问题

研究人员一直对 OCSN 使用的伦理问题充满兴致。随着 OCSN 开始深入人心，Eysenbach 和 Till 于 2001 年建立了定性研究的指导方针，方针包括潜在的危害、对"私人"与"公共"空间的感知、保密性和知情同意。许多早期的 OCSN 研究都关注对论坛帖子的定性分析。随着 OCSN 与健康相关使用的增加，研究的多样性和规模也不断发展，涵盖了疾病暴发监测的大型二级分析（Charles-Smith 等，2015）、不良事件监测（Golder 等，2015）、治疗结果的发现（Frost 等，2011）和公众对健康行为的看法综合（Larson 等，2013）。OCSN 也是干预和研究招募的沃土（Gelinas 等，2017）。

尽管公众可以获得很多 OCSN 内容，但隐私权、知情同意以及保密性也是研究中常见的伦理考虑因素。Conway（2014）通过回顾 Twitter 上的公共卫生研究，对伦理概念进行了分类。当用户、研究人员和其他利益相关者被问及在研究中使用 OCSN 的态度时，他们对研究的目的、研究质量、研究人员的关系和潜在危害表达了不同的观点（Golder 等，2017）。与 OCSN 相关的研究伦理很复杂，而我们缺乏一致的伦理准则（Golder 等，2017）。由于目前的伦理"陷阱"可能没有传统研究明显，因此使用者更容易陷入这类陷阱之中（McKee，2013）。

虽然目前缺乏完善的正式研究指导方针，但一些最佳实践策略可以指导研究人员更好地使用 OCSN。无论 OCSN 研究是否包括对帖子的观察性研究、对使用 OCSN 进行患者工作的个人访谈 / 调查研究、介入研究、招募，研究人员都应仔细评估对社区成员将会造成的潜在风险或带去的益处。

关键问题包括 OCSN 数据是公开的还是私人的（Eysenbach 和 Till，2001；McKee，2013），以及社区成员对隐私是否有较为合理的期望（Moreno 等，2013）。尽管干预研究的知情同意使研究参与者明确其使用的 OCSN 平台，但在现有 OCSN 内容分析文献中，成员只是被动的数据提供者，研究人员不会主动与这些提供者沟通交流。Reddit 等 OCSN，会生成公开可访问的内容。但这并不意味着伦理原则不再适用。尽管有些公开内容是研究人员认为与研究相关的，但这种行为并不意味着发布者同意参加研究。换句话说，研究者不能免除道德义务，也不应假定在数据整理或使用身份信息方面已得到同意（McKee，2013）。对于一些无法公开访问的 OCSN 内容，研究人员应联系参与者来获得查看和使用该数据的许可（Eysenbach 和 Till，2001；Roberts，2015）。研究人员应该从社区的"所有者"开始寻求进入 OCSN 的入口，逐渐积极参与社区合作，以促进成员间的相互信任、构建融洽的环境、成员间相互理解（Lawson，2004；Roberts，2015）。但若一些社区太大，这些策略也许不可行。在这种情况下，研究人员应该立刻考虑研究的替代方法，并与机构审查委员会密切合作，来确保整个研究过程不会违反知情同意原则（Kramer 等，2014）。

在 OCSN 研究中，保护 OCSN 用户身份的重要性与隐私权和同意权的重要性旗鼓相当。虽然一些 OCSN 的匿名性可以提高保密性，但它一定程度上也限制了研究人员对研究数据进行描述。为了保证隐私不受侵害，研究人员应该删除用户名、IP 地址以及其他一些个人身份信息，还应该考虑使用化名（Lawson，2004），并在报告中隐去 OCSN 的名称。还需要避免直接引用和转述（McKee，2013）。如果直接引用十分有必要，那么最好获得知情同意（Lawson，2004）。因为通过这些直接引用就可以使用搜索引擎寻找到个人。即使数据已经去掉了个人信息，但也有很多方法来重新确定个人身份（McKee，2013）。因此，在进行基于 OCSN 的研究时，需要开发强有力的程序来保护用户的隐私权。

总之，OCSN 创造了研究机会，但这也需要持续对伦理原则进行审查（McKee，2013）。二次使用 OCSN 数据需要商定一致的伦理原则（Golder 等，2017），但我们讨论的最佳实践策略可以帮助解决伦理问题，同时确保 OCSN 研究的完整性。

三、结合例子分析 OCSN 的介入性

在本章节中，我们将考虑两个案例——经干预的 OCSN 和未经干预的 OCSN，以探讨在 OCSN 设计、研究和实践中的患者工效学考虑因素。

（一）经干预的 OSCN：关注老年人的例子

很少有报告显示，老年人已经愈发愿意使用新的技术，其中有 42% 的 65 岁及以上的老年人拥有自己的智能手机，67% 的人会使用互联网（Anderson 和 Perrin，2017）。OCSN 也被用于解决老年人目前拥有的健康问题，包括护理需要（Oliver 等，2015）和抑郁症的出现（Tomasino 等，2017）。

考虑到 OCSN 在帮助老年人进行个人健康管理方面的潜力，我们通过患者工作系统的视角来观察与考察（Holden 等，2017）。由于老年人生理功能受限，如视力不好、行动不便、听力受损，他们在 OCSN 上的用户体验以及他们使用 OCSN 的能力可能会降低。虽然老年人已经主动感知到了技术的好处，但如何提升技术的接受度成为一个很重要的问题（Mitzner 等，2010）。老年人使用工具和技术，其中包括 OCSN，这是他们为了执行查找健康信息、健康监测和维护与健康相关的任务，如测量血压和监测体重（Mitzner 等，2010）。老年人也可以使用 OCSN 交换信息、彼此支持，以提升退休社区生活空间等各种物理和社会环境中的健康水平（Hartzler 等，2018）。

我们考虑了针对老年相关经历的虚拟在线社区（VOCALE）的例子，这是一项干预措施，可以帮助那些虚弱的老年人更有效地管理其健康状况（Teng 等，2019）。这一干预措施为一个私人的 Facebook 讨论小组提供场所以便讨论老年相关经历。我们通过一个迭代设计过程来开发这项

干预，通过多个试点研究来改进干预设计。在进行干预的一周，我们提出一个全新的与衰老相关的经验的话题，供参与者讨论，集思广益。在我们的第二次迭代中，我们引入了疾病疗法，并要求参与者去帮助一位虚弱患者，去解决他们所经历的与健康相关的问题。

在学习注册时，研究团队的工作人员会对参与者进行培训，教导他们如何使用该系统，例如如何登录，以及如何在讨论论坛上发帖。参与者还获得了专门为老年人设计的培训材料，这些培训材料一概使用最少的文字、较大的字体及图形来说明如何使用该系统。

VOCALE 是老年人分享有关健康问题和管理策略的平台，但有时他们也会遇到困难。老年参与者偶尔会因忘记按下"提交键"，导致文章内容丢失（Teng 等，2019），这在一定程度上给他们造成了心情上的混乱和沮丧。由于移动性和精细操作的问题，老年人们发帖也存在一定的难度。这些问题的潜在解决方案包括：第一，鼓励老年参与者发布视频或音频，教他们如何使用语音识别技术如谷歌助手；第二，提供额外的培训，教他们如何通过文本界面撰写和提交文章；第三，添加提示，提醒用户及时提交文章，尤其当他们已经停止键入文本时或在文章未提交前就离开该界面时。需要权衡安装额外软件或设备的成本及好处、培训时间、工作人员或开发人员所需的努力以及用户在学习如何使用新工具方面的认知超载等潜在问题，这些都十分重要，而后才能决定出最适宜的解决措施。

参与者对研究平台的各个方面都感到困惑。考虑到参与者能够对前几周的话题做出回复，而且 Facebook 的新闻订阅会按最近的时间排序，但这些话题会显得无序，这就导致参与者感到困惑和苦恼。在 VOCALE 的第二次迭代设计中，我们使用了 Facebook 的"单元"功能，将话题按顺序组织起来。这样，参与者不再困惑于如何找到他们想要发布的话题了。这个例子说明，即使在使用简单的社交媒体技术时，也需要做出更适合目标人群的调整。

在我们最近的 VOCALE 更新设计中，对参与者结束干预后的访谈反馈的分析表明，参与者对干预的各个方面都很认同。参与者评论说，干预行动激励他们采取更积极的办法来处理健康问题，他们对自身适用的健康管理观点表达感激。一些参与者认为，他们难以理解其中一些材料，因为所讨论的健康问题并不适用于他们的生活。但有参与者表示，他们喜欢了解别人的健康问题，这样做也有助于他们正确看待自己的健康问题。

综上所述，OCSN 可以作为老年人与同龄人保持联系、交换信息和社会支持的资源。在这些干预措施的设计中有重要的考虑，包括确保人、任务和技术因素的适宜性——这是患者工作系统（Holden 等，2017）和老龄化与技术增强模型研究与教育中心（Rogers 和 Fisk，2010）强调的三元关系。除了技术改造外，研究人员提供的培训和支持可以减轻参与者的挫折感。

（二）未经干预的 OCSN：关注话题转移的例子

在第二个例子中，我们考虑了 OCSN 在"野外"（即没有干预）中可以观察到的信息分散现象。一个大型的 OCSN 通常包括不同兴趣的人之间的许多并发对话。这种交流动力的结果之一是话题转移，即话题随着讨论的进展而发生变化（Hobbs，1990）。尽管话题转移可能发生在任何对话中，但在线上对话中的话题转移会造成对话的不连贯（Herring，1999），甚至引发冲突（Lambiase，2010），因此降低了 OCSN 参与度，也阻碍了相互的社会支持。

尽管话题转移会给用户找到支持患者工作的健康信息带来挑战，但在与健康相关的 OCSN 中，话题转移还没有得到很好的研究。一个例外是我们对 WebMD 话语的观察研究（Park 等，2016）。WebMD 有针对不同健康状况的论坛，我们采用混合方法在论坛的七个主题中研究话题转移。

经过人工的内容分析，我们发现所有对话的主题都在逐渐改变。大多数主题与健康有关，包括症状、治疗、不良反应、保险问题和情感支持。虽然大多数对话都与社区相关，但也有一些对话出现了突然的话题转移，这与一些社区成员表达沮丧有关。突然改变话题通常是负面的，社区成员也明确地反对话题转移，并在注意到这些转移时试图纠正话题。尽管社区努力自我核查这些讨论，但一些用户仍然认为话题转移是一个主要问题。

为了解决这一问题，可以注入一种有关沟通行为的强大文化，例如，设置明确的论坛指导方针、定期提醒成员，这样可以减少话题转移的发生。此外，可以使用计算手段来识别并删除对话中的话题转移。在研究中，我们通过测量会话序列和整体话题话语模式之间的相似性来计算检测话题转移。在实践中，偏离主题的内容可以被过滤或以类似类型的内容呈现，这些内容可以帮助患者、护理人员和 OCSN 的其他用户找到患者工作的信息和支持。

总之，OCSN 中的信息分散是有问题的，但可以通过更好的设计工具或技术来得到解决。因为它对相关主题进行集中交流，这可以使信息过载最小化。这样做又可以提高用户体验，增强信息交流和社会支持。但也要注意在对 OCSN 进行更改时可能产生的负面后果。例如，尽管我们研究的一些 WebMD 社区的成员对话题转移表示失望，但也有一些成员关注到了话题转移时，那些与医疗无关的生活话题的积极面。

四、设计建议和实践启示

上述讨论为患者工作中 OCSN 的设计提供了建议。首先，重要的是要让患者、家人、朋友、护理人员和医疗保健提供者等不同利益相关者参与 OCSN 的设计，以促进患者工作。以社区为基础的参与性研究方法有助于确保利益攸关方的观点被重视、被采纳。人为因素方法，如访谈、焦点小组和参与式设计技术，可以促进包容性，也可以对正在开发的 OCSN 如何促进或阻碍患者工作提供深入了解。

此外，通过整合现有的研究文献、计算技术和以人为本的设计原则，OCSN 还可以帮助患者查找和检索相关的健康信息。与不同时间点和不同患者工作环境下的患者信息需求有关的现有研究文献，可以提供给研究人员感兴趣的主题选择。可设计能让卫生专业人员的意见加入到 OCSN 讨论中的系统（Huh 和 Pratt，2014）。计算技术可用于识别包含潜在不可靠或不准确信息的内容（Starbird 等，2016；Hou 等，2019）。聚类分析可用于识别和呈现患者感兴趣的主题（Chen，2012）。此外，可以采用以人为中心的设计技术来更新视觉指标，以促进患者对信息质量和相关性的理解。

坚决避免隐私侵犯很重要，促使用户意识到 OCSN 数据的开放性也很重要。尽管一些 OCSN 成员谨慎地在支持患者工作和合理进行管理自我展示间取得平衡（Newman 等，2011），但并非所有用户都能如此（Valdez 等，2017）。可以设计一个 OCSN 隐私政策，提醒用户，那些包含敏感信息的帖子可能被泄露。社区还可以采取自动匿名敏感信息的措施。

最后，在 OCSN 的开发与检测中，关注调解人的支持以及对 OCSN 成员的培训是至关重要的。调解人支持，指的是 OCSN 支持人员在干预过程中可能向参与者提供的支持。这可能包括删除具有攻击性的帖子，与参与者进行更积极的互动（例如，向患者提供他们寻求的信息），并采用半自动方法帮助管理员识别需要他们关注和回应的帖子（Huh 等，2013）。除了调解人支持外，还需要对 OCSN 成员进行培训，为调解人提供指导材料和工具，以促进 OCSN 的有效使用，并确保患者、护理人员和其他人能够获得执行患者工作活动所需的信息和支持。

五、结论

在本章中，我们介绍了 OCSN 可以帮助患者工作的方法。OCSN 作为患者工作的载体，在许多特征上可以有所不同，包括主题、参与者类型、功能、干预（或不干预）、内容可访问性和适度性。OCSN 在用户的患者工作中起着关键作用。个人可以与社区成员交换信息、社会支持和其他形式的支持。这种支持与许多授权的结果有关，包括改善情绪和健康等心理社会福利，还有助于了解情况、增进治疗信心、增加乐观情绪等。参与可能是实现这些益处的一个关键因素。因此，近年来，参与度促进因素引起了人们的兴趣。除了可以直接促进患者工作外，OCSN 还可以通过研究来扩展现有的健康管理知识。伦理固然重要，但我们希望人为因素方法设计出的 OCSN 可以帮助人们意识到 OCSN 在促进多环境患者工作的潜力。

第三篇

患者工效学人群

第 7 章　退伍军人医护服务设计

Arjun H. Rao　Farzan Sasangohar　著

自 2001 年以来，美国在阿富汗和伊拉克采取的军事行动中部署了
200 多万军人，而且其中一半以上的军人被派遣了不止一次（Hautzinger
等，2015；Seal 等，2007）。布朗大学沃森国际与公共事务研究所最近的
一项估计表明，美军的死亡人数共计 6900 人。970 000 名退伍军人在返
乡后自称有身体伤害或认知障碍（Hautzinger 等，2015）。常见的身体伤
害包括烧伤、骨科创伤（包括截肢）和外伤性脑损伤。许多退伍军人还
承受着军事行动带来的压力，并且患有创伤后应激障碍（post-traumatic
stress disorder，PTSD）（Church，2009）等心理健康障碍。除了解决残
疾这类身体健康问题外，退伍军人在重新融入社会时还会面临大大小小
的挑战。

一、退伍军人所面临的特殊挑战

（一）生理与认知方面的挑战

退伍军人面临的工效学问题受到了很多关注（Robbins 等，2009；
Sherman 和 Sherman，1983；Smurr 等，2008）。已有研究表明，与在其
他冲突中服役的军事人员相比，在阿富汗和伊拉克服役的军事人员，更
容易被简易爆炸装置炸伤（Wade，2013）。常见的损伤包括需截肢的骨
端伤害、感觉障碍和头部损伤（Owens 等，2007）。截肢和脊髓损伤会使
身体灵活性下降、久坐或站立困难以及行动不便。感官障碍可能造成听

力、视力、阅读、电子资源访问方面的问题。

研究表明，部署压力源和战斗暴露会导致严重的心理健康问题，包括焦虑、抑郁和创伤后应激障碍。创伤后应激障碍被认为是美国退伍军人返乡后的"标志性伤口"之一（Tanielian 和 Jaycox，2008），作为最普遍的疾病之一，创伤后应激障碍可以导致功能障碍（Lew 等，2009）。研究表明，服役不同军事行动的退伍军人受创伤后应激障碍影响的可能性要比常人高 5%～25%（Kessler，1995；Rodriguez-Paras 等，2017）。根据 Fulton 等最近的一项 Meta 分析（2015），参加过阿富汗 / 伊拉克军事行动的退伍军人创伤后应激障碍的患病率约为 23%。对创伤后应激障碍的不合理应对，可能会造成严重的经济和社会问题，这提示我们，医疗服务可及性和就医机会亟待增加（医学研究所和国家研究委员会，2007；Sledjeski 等，2008）。尽管已有广泛的治疗方案，但以人因工程学（HFE）相关设计原则为基础的、以退伍军人为中心的循证干预措施仍处于短缺状态，这使当前治疗技术的效用和成果受到限制。

（二）社会与文化方面的挑战

返乡的退伍军人重新融入社区时面临的主要障碍是社交孤立，这会影响到他们的亲人和社会。一项关于年轻退伍军人职业绩效需求的研究表明，处理人际关系、重新入学、驾驶技能、保持身体健康和养成健康的睡眠习惯对他们来说是最大的挑战（Plach 和 Sells，2013）。Thomas 等（2014）的一项基于访谈的研究也表明，社交孤立、孤独感、抑郁症和绝望感被认为是退伍军人自杀事件的常见先兆。伴随着身体残疾和精神障碍而来的孤独感和社交孤立使得参加过阿富汗 / 伊拉克军事行动退伍军人（分别）的自杀风险比美国普通人群的自杀风险高出 41%～61%（美国退伍军人事务部，2019）。

研究表明，社会对寻求精神卫生保健的污名化现象普遍存在。这种污名可能来自求助者自身，也可能来自普通大众。它会导致自我歧视和机会短缺，进而导致对职业发展和个人生活产生负面影响（Corrigan 和 Kleinlein，2005）。不幸的是，有超过 2/3 的精神疾病患者选择不寻求治疗，独自承受痛苦（Henderson 等，2013）。这种现象在退伍军人中尤为普遍（Hoge 等，2004；国家残疾委员会，2009；Pietrzak 等，2009）。因此，约 50% 的退伍军人在筛查出创伤后应激障碍或其他精神疾病时不愿意寻求帮助（Brown 等，2011；Hoge 等，2004；Tanielian 和 Jaycox，2008）。

（三）组织与合作方面的挑战

研究表明，退伍军人难以适应复杂的医护系统。具体来说，已有研究发现退伍军人与美国退伍军人事务部之间的交流并不顺畅。一项涉及退伍女兵的研究发现，这些女兵面临着等待时间延长、日程安排问题、行政文书工作和复杂医护系统四个方面的困难（Vogt 等，2006）。Moon 及其同事认为，医护系统本身即可能是困难之一，因为它已发展成一个涉及多方利益的、高度复杂的系统（Moon 等，2017，2018）。Bovin 等（2018）最近的一项研究调查了退伍军人，试图掌握其心理健康系统中的相关体验，发现他们缺乏获得医疗服务的相关信息和正确指导。因此，有必要改进现有的老兵医护系统以实现以下目标：①更加便于患者求医治病；②对医疗专业人员和非正规护理人员给予支持；③利用技术进步改善健康教育、医疗参与度和治疗效果。

二、患者工效学与退伍军人关怀

"患者工作"是患者和非正规护理人员在临床、家庭和社区中所开展的各种活动的总称（Holden 等，2013；Valdez 等，2015）。近年来，"患者工效学"（即以患者为中心的人为因素）——即人因工程学在研究、改善患者工作方面的应用——已成为人因工程学的新兴子学科（Holden 和 Mickelson，2013）。患者工效学采用系统论方法，应用人因工程学和相关设计技术（如可用性工程）来改善患者和非专业人士参与的、以健康为目标的活动（有些活动为患者和专业护理人员共同参与）（Holden 和 Valdez，2018）。鉴于退伍老兵所面临挑战的复杂性和多面性，患者工效学方法有着良好的发展前景。

　　退伍老兵"患者工作"的相关文献研究了非正式护理人员对退伍老兵的影响。一项研究发现，脊髓损伤的退伍军人在日常健康活动中对非正式护理人员的依赖性很强（Robinson-Whelen 和 Rintala，2003）。另一项针对 89 名退伍军人的研究表明，这些军人接受非正式医疗的强度（每周约 47 小时）比他们接受美国退伍军人事务部初级医疗的强度（每周约 5.6 小时）要高（van Houtven 等，2010）。社会因素和科技因素对患者的康复和非正式护理人员的绩效也发挥着重要作用（Holden 等，2013）。有研究分析了 198 名体弱退伍男兵的非正式护理人员网络，发现这些退伍军人中平均需要 3 人来为他们提供情感支持、工具援助，做健康评估和健康监测。这些支持和帮助主要来自成年儿女等家庭成员（Abbott 等，2007）。在某些情况下，非正式医护服务可能会对护理人员产生不利影响。一项涉及 135 名家庭护理人员的调查研究表明，超过 1/3 的受访者表示在提供医护服务时压力很大，满意度则只有中等水平（Wakefield 等，2012）。这项研究还表明，寻求心理健康障碍咨询的退伍军人数目可以用来预测护理人员的劳累程度。因此，有必要对患者工效学做进一步研究，并应用之以支持上述高强度医护工作。

　　目前的患者工作宏观工程学模型既注重患者本身和医护任务，也注重相关工具和技术。该模型也是重要的交互微观工程学"内部三组件"的一部分（Holden 等，2017）。这些工具的可及性和可用性是有效患者工作的重要促进因素（Holden 等，2015）。研究强调，在努力实现健康目标的同时，有必要适当使用工具来为护理人员和退伍军人提供支持（Wakefield 等，2012）。一些技术强化后的干预措施可以减轻地理和可及性方面的困难，如针对退伍军人的医护合作和远程医疗计划（Darkins 等，2008）。警戒、警报以及其他科技功能产品可能为退伍军人的自我护理工作提供进一步的支持。而科技的发明应当以人为本，并与其目标用户、任务目的、广泛的宏观工程学因素和特征相结合，以避免以技术为中心的医护支持系统可能产生的不良后果（Brewin 等，2010）。

患者工效学方法可用于解决上述退伍军人所面临的诸多挑战。在下面这一例个案研究中，我们阐述了如何应用患者工效学来对以移动健康（mobile health）为本的干预措施加以设计，旨在帮助退伍军人对创伤后应激障碍进行自控。

三、应用患者工效学设计退伍军人心理健康干预措施

本节详细介绍了得克萨斯州农工大学应用认知工效学（ACE）实验室的研究人员为解决退伍军人心理健康问题而开展的工效学工作。具体来说，本个案研究通过以用户为中心的移动健康应用程序设计来指导读者，以便对心理健康状况进行持续的监管和自控。我们详细介绍了数据收集工作。这些工作的目的是更好地了解退伍军人应对创伤后应激障碍的经历、他们所面临的障碍，以及他们认为有助于提高病情管理自控效果的应用功能。此外，我们也关注与退伍军人进行参与性工效学研究时需要考虑的重要因素。图 7-1 展示了研究时间表和三阶段研究方法。本团队采用该方法，目的是设计以退伍老兵为中心的干预措施。

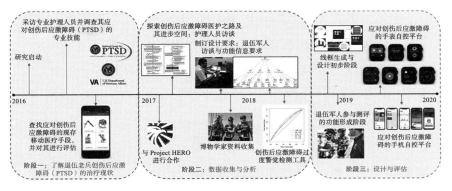

图 7-1 研究时间表及研究阶段（用以设计以退伍军人为中心的干预措施）
VA. 美国退伍军人事务部

（一）阶段一：了解退伍军人创伤后应激障碍的治疗现状

在分析的初期阶段，我们对创伤后应激障碍（post-traumatic stress，PTSD）相关移动健康应用进行了全面审查，同时对相关文献进行了范围审查，以了解这些应用的使用程度和认证移动健康应用的投入情况（Rodriguez-Paras 等，2017）。研究结果显示，与临床 PTSD 治疗融为一体的循证类应用程序稀缺；在设计以移动健康为基础的成套干预措施时还需要考虑利益相关者（如退伍军人、临床医生、护理人员）的需求和特点。接着，我们对"PTSD Coach"进行了可用性研究，它的下载量在美国退伍军人事务部开发的 PTSD 支持应用程序中居于榜首。研究结果表明，PTSD 的相关教育材料信息丰富。研究的参与者认为自我评估［如 PTSD 检测表（PCL-5）］利于跟踪调查退伍军人的心理健康情况。此外，一些应用程序里用来训练专注力的方法有助于缓解压力（Rodriguez-Paras 和 Sasangohar，2017）。该研究也指出了这些程序在可用性方面出现的关键问题。其参与者认为该应用程序配色失调、个性化选项少、减压策略指导不明确。

据此，我们采访了 11 名在 PTSD 退伍军人护理领域表现积极的学科专家，包括 6 名临床心理学家（其中 2 名具有生物反馈方面的专业知识）、1 名精神病医生、1 名退伍军人志愿者（服役 3 次）——这 8 名为 PTSD 康复计划的同伴支持（peer support）。此外还有 2 名治疗师（其中 1 名在国家 PTSD 中心有 15 年以上的治疗经验），1 位具备认知处理治疗（CPT）专业知识的临床社会工作者，以及 1 位在国家 PTSD 中心学习过十多年的研究人员兼临床心理学家。访谈目的是从临床医生的角度出发，以加深对精神卫生保健方面需求和困难的了解。调查结果显示，退伍军人收到的远程患者监测和治疗期间的支助均不足。研究还表明，需要技术驱动型方法来监测家庭和社区中 PTSD 战斗或逃跑反应事件的发生情况。建议中小企业对以证据为基础的、以退伍军人为中心的成套 PTSD 干预措施进行更多研究，以提供无创、谨慎、经济、高效、高质量的专业远程护理。

（二）阶段二：数据收集与分析

我们在三年期间（2016—2019 年）收集了各种定量和定性数据，为的是以退伍军人为中心的研究方法探索针对他们 PTSD 的干预措施。数据收集方法包括定性访谈、焦点小组、可用性测试、即时自我报告、调查、问卷，数据收集仪器包括加速度计和心率监测器。这些数据来自 201 名退伍军人，他们多次参加由"英雄项目"（Progect HERO）组织的骑车活动。"英雄项目"是一个致力于帮助退伍军人应对 PTSD、训练相关急救人员的非营利性组织。

焦点小组对 50 名患有 PTSD 的退伍军人进行了访谈，访谈地点为美国多个州内酒店的会议室。这些州包括加利福尼亚州、佛罗里达州、明尼阿波利斯州、得克萨斯州和华盛顿特区。我们对参与者表示欢迎，并向他们介绍了研究细节。在参与者同意进行对话录音并简要了解访谈主题后，访谈和焦点小组的工作很快就开始了。为得到退伍军人处理 PTSD

的经验，我们进行了半结构化访谈。跟进提问有助于了解 PTSD 战斗或逃跑反应事件触发因素的性质、PTSD 相关障碍、患者日常生活中面临的困难，以及缓解 PTSD 的首选策略。我们还询问了退伍军人对帮助自我管理的技术类工具的期望。

我们转录了一对一访谈和焦点小组访谈的内容，并应用 Sasangohar 等（2018）开发的分析方法将访谈主题整理为成体系的文件。该方法融合了 Corbin 和 Strauss（2015）的分析方法以及 Charmaz 定性数据分析方法（Miles 和 Huberman，1994）。两位编码员分别按顺序完成了代码创建、初始编码和集中编码的工作，其间如有分歧，他们就开会讨论。对分析过程中出现的主题和概念进行讨论是必要的，唯有如此才能形成一套公认的编码。在讨论中，编码者解决了分歧，并在必要时对编码进行修改。

为明确患有 PTSD 的退伍军人的心率特征，同时也为了加快心率预测算法的开发进程，我们测量了受试者的心率。数据收集借助于专为智能手表设计的应用程序（摩托罗拉公司的 MOTO 360 第 1 代和第 2 代和苹果 iWatchs 系列 2-4）。退伍军人只需单击表盘，就可以通过该 app 报告出现战斗或逃跑反应（PTSD 的症状）的时刻。我们利用加速度计和陀螺仪捕获运动、线性和角加速度的相关数据。这些自我报告作为节点被记录下来，用于构建检测战斗或逃跑反应模式的机器学习工具。

我们从多次可用性生成测试中收集数据，尽可能完善设计，并对使用者的体验进行全面评估。我们使用人因工程学和可用性工程方法的组合对处于设计和实施下各个阶段的原型进行评估，目的是确保研究符合人为因素设计原则。为了解预期功能的操作流程、找出潜在交互痛点、故障模型和操作失误，我们进行了逐层任务分析。逐层任务分析涵盖了访谈数据和观察数据中的操作案例，后者包括用户使用系统的目的及其操作步骤。所分析的任务包括设置、使用、故障排除。我们通过认知调查和系统可用性量表（System Usability Scale，SUS）收集参与者的意见。

研究团队在数据收集过程中必须考虑到一些退伍军人所独有的特征。例如，在退伍军人讲述他们的战斗经历时，研究团队成员应富有耐心，满怀同情。该小组还考虑了访谈场所的布置，为的是满足退伍军人的特殊要求。例如，一些退伍军人为尽量避免受到背后惊吓，喜欢背对着墙接受采访。研究团队还简化了注册和授权同意的流程，以避免让退伍军人长时间等待或者接触人群。最后，在可行的情况下，团队成员会在恰当的时候和退伍军人们一起连续骑行（为进行数据收集），与退伍军人们培养友谊、建立信任。这样，一些退伍军人就会放松下来，并愿意分享他们的使用体验和对工具设计的意见。

1. 影响设计功能性的军旅经历

焦点小组的调查和退伍军人对 PTSD 的患病经历的相关访谈为我们提供了丰富信息，我们得以了解他们在日常生活中面临的挑战，以及他们为控制病情所采用的应对机制。他们不仅提到了战斗或逃跑反应的触发因素（响声、人群等），还表达了自己在与亲人进行交流、维持亲友关系方面遇到的困难。

> ……最令我沮丧的莫过于无法得到家人的理解。因为他们不能理解。他们没有设身处地地体会过那种感觉，所以他们不明白。他们只相信自己看到的。所以当你试着解释"嘿，事情是这样"时，他们会说"哦"，或者"好吧，我们会让你渡过难关的"，或者"哦，又来了"，就像这样。所以和家人沟通很难，所以［你］不想分享，因为你知道，你就像"嗯，我不想给你带来不便"这样。

还有退伍军人提到，他们甚至不想完成最基本的生活自理，他们的自尊心因此受到影响。

> 就是这样，嗯，没动力。有时我甚至不想起床、穿衣、刷牙、

洗澡。这些常人似乎随手可做之事，在我看来却艰难无比。

有些退伍军人提到，为应对病情，他们曾刻意使用某些技巧来放松或保持专注，也曾寻求过同伴支持，使用过技术工具。他们提到的方法包括在治疗期间完成所分配的作业或解决数独谜题。还有人提到，他们利用生物反馈技术调节压力水平。

> 我做过一个治疗，它叫作生物识别反馈。你坐在一张非常舒适的椅子上看屏幕，屏幕上播放着的东西会根据你的专注程度而改变，就像一个游戏。我做过那个；它还有点用……

退伍军人还提到，他们在出现战斗或逃跑反应后，为了恢复平静而使用过多种呼吸技巧、并尽量回忆积极正面的图像。

> ……我只是试着专注于呼吸，放慢我的呼吸，放慢我的心率，只是试着思考积极的事情……

谈及对技术型干预措施功能的期望时，退伍军人希望在他们感到情绪低落或压力很大时，能够与他们信任的人（如家人、朋友、军队成员）保持联系。

> 我经历过黑暗时刻，而当你有一些工具，可以和人交谈时，你就会明白这个简单事实多么令人安心。

退伍军人坦言他们既没有寻求帮助，也没有伸出援手。这说明有必要让他们所信任的人或照护者跟踪 / 监控他们，并适时伸出援手。

> 我认为最好的情况是有人联系我……因为我们最不擅长寻求帮助……

退伍军人想要的一个关键功能是预测。具体来说，他们希望这些帮助自控的工具能够预测战斗或逃跑反应事件的发生。他们认为及早发现和预警系统将大大提高他们对创伤后应激障碍的自控能力。他们还补充道，该工具需要考虑位置、活动、时间安排等情景因素，从而做出准确的预测。

> 但是这个［工具］也许会给我发个预警，你知道的，可能这时候我的心率都飙到 90 次/分了，就在我干等着的时候。但如果在我心率还在 75～80 次/分的时候，在我还没太意识到战斗或逃跑反应的时候，它就能给我预警，这样我就能，你知道的，在反应开始前，在我的脑袋嗡嗡作响前，尽力使自己冷静下来。

为了提高自控效果、配合治疗方案，退伍军人希望传统的、依靠患者主动寻求帮助的医疗方案能够发生转变，他们希望医疗服务能够预先采取行动。具体来说，退伍军人希望专业护理人员在治疗期间提供更多活动、使用远程监测设备定期问询他们的健康状况，并根据该设备共享的数据，提供更加个性化的治疗方案和辅导方法。

> 这很有希望改善我们和医生之间的关系，他们多多少少会让治疗方案更加个性化，例如在我们承受着频繁的心理冲击时给我们打电话。我喜欢被人在意的感觉，而如果有人打电话问你是否安好，这就令人感到他被在乎。

图 7-2 展示了对退伍军人访谈和焦点小组访谈进行专题分析后得出的功能设计。我们用功能信息要求（FIR）方法记录这些发现，并将其用于设计以退伍军人为中心的功能、特性和显示界面（类似于 Sasangohar 和 Khanade 在 2018 年使用的方法）。

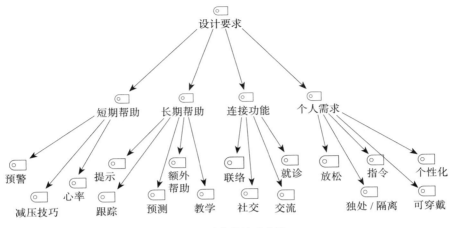

图 7-2　功能设计示意图

2. 开发一种新的压力测算方法

我们的参与性工效学方法表明，退伍军人认为实现自控的关键在于对战斗或逃跑反应进行持续监测和准确检测。在已知心率升高与 PTSD 引发的战斗或逃跑反应之间存在相关性（Buckley 等，2004；Dennis 等，2016）、并对心率传感器的流行率和可及性有所了解的前提下，该团队利用收集到的心率数据，着手开发一种压力检测算法。该团队使用 Kalman 过滤器计算方法对心率数据进行预处理以解决数据缺失的问题，然后将心率数据用于五种机器学习算法的训练。这五种算法是决策树、支持矢量机、随机森林、神经网络和汇体神经网络。在应用接收器下区域运行特征曲线（AUC）对算法进行评估后，该团队发现汇体神经网络、支持矢量机和随机森林明显优于随机分类器。该团队进一步分析了心率数据和预测情况，发现这些算法将心率的增加与 PTSD 触发因素的发生联系起来。使用这一测算方法的仪器能够检测与运动等正常活动无关的心率变化，并与佩戴者互动，有助于对 PTSD 的触发进行管控。有关此算法的其他详细信息，请见 McDonald 等（2019）发表的研究。

（三）阶段三：设计与评估

在设计阶段的初期，一个安装在安卓手表上、包括"健康状况""活动日志""设置"和"压力报告"这四项基本功能的设计雏形（图7-3）投入使用。它能够引导用户进行系统操作，由此收集有关接受度、满意度和心理模型的主观信息。当该雏形被使用时，它会鼓励目标用户"出声思考"。由此，认知调查得以进行，研究人员得以记录用户的心理模型。来自可用性研究的初步反馈表明，该雏形上的图标太小，尚需为手表应用程序开发一种更简便的压力／战斗或逃跑反应报告机制。

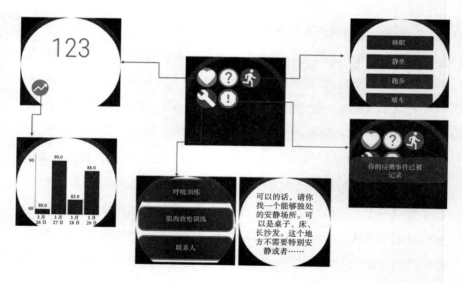

图7-3　可用性研究中使用的创伤后应激障碍支持工具设计雏形

在随后的界面设计中，我们添加了一个"单击"可得的压力预警界面，目的是使患有PTSD的退伍军人能够更加迅速地发送报告。我们观察到这样一种现象：退伍军人们不小心点进了压力报告界面，留下一次假记录，他们因而更加沮丧。为了解决这一问题，团队修改了界面设计。

在修改后的界面中，用户需连续点击两次才能报告战斗或逃跑反应事件。这一小改动避免了假报告的发生，提升了用户体验。

在之前的研究中，我们发现有的退伍军人配有苹果设备。因此，该团队还开发了 iWatches（以及随附的 iPhone）界面。图 7-4 展示了 iWatch 设计雏形最新一版中的选择界面。经过几次设计更新后，用户可以在手表的主屏幕（图 7-4A）上点击查看其健康状况和心率信息（心形图标），或者点击压力小人图标来报告压力事件的发生，并使用如图 7-4D 和 7-4F 所示的功能帮助自己放松下来。参与者进行报告后，系统会发送一条回复消息，以示报告成功（图 7-4B）。团队人员还设计了触摸力度选项。由此，用户不需打开应用，只要摁住应用图标就可以报告压力事件。鉴于战斗或逃跑反应可能造成严重后果，退伍军人希望他们的亲人可以通过便捷的方式来确认他们的位置。我们为此开发了"发送定位"功能，它能将用户的详细地理位置信息发送给预设联系人（图 7-4C）。我们的参与者们偏爱蓝色调（默认颜色），用户也可以自定义主题颜色。

图 7-5 展示了 iPhone 上配套应用程序最新一版设计雏形中的选择界面。主屏幕上的功能包括查看心率数据（心形图标）及其变化趋势（图 7-5C）；定期对创伤后应激障碍（PCL-5）、抑郁（PHQ-9）和焦虑（GAD-7）进行自我评估；通话记录（电话图标），以及用户信任的联系人列表（图 7-4B）；放松功能，包括一套专注力训练和帮助放松的多媒体（图 7-5D）。与手表的应用程序类似，用户通过两步操作，即点击图 7-5A 至 C 中位于页面下方的铃铛图标，就可以给亲友发送定位信息。

四、针对退伍军人的设计指南

通过上述个案研究，我们发现了为退伍军人设计干预措施时应考虑的几个重要方面。

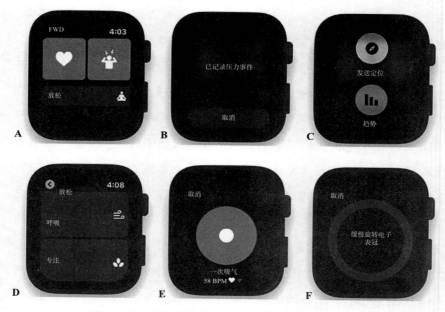

图 7-4　iWatch 上创伤后应激障碍支持工具雏形的最新版本

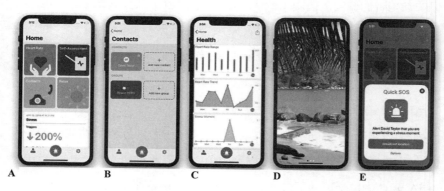

图 7-5　iPhone 上创伤后应激障碍支持工具雏形的最新版本

（一）信服力设计

我们的研究表明，有些退伍军人缺乏进行生活自理的动力。这些生活自理行为包括锻炼身体、坚持治疗、与专业照护者和家人进行沟通等。

为此，我们采取了多种鼓励方法，其中一种就是提高设计方法论的"信服力"。文献中记录了几种可用于了解干预措施影响下人类行为变化的模型。例如，自我效能模型可以解释"成就感""共鸣度""信服力"和"生理状态"这四种变量如何影响个人对实现目标的信念。诸如可信系统设计（PSD）这一类的数字化行为改变模型能够帮助设计人员预测干预结果。

我们在移动健康工具中所使用的个性化信息、定制内容（例如，因个人特征而定的）和适当的时间安排（例如，用户根据自身喜好、活动安排或操作习惯而设定提醒时间）都对设计的信服力有重要作用。我们的研究表明，鼓励性消息和提醒性消息的发送有望提高应用程序的使用率。这些消息也可以通过针对特定用户群（如不同军种）的个性化设计来提高其有效性。此外，内容也应该因人而异（Rammstedt 和 John，2007）。研究表明，用户性格对其行为改变程度影响很大，因此信息个性化有助于用户改善个人行为与生活方式（Hirsh 等，2012）。

发送给用户的信息必须做到内容恰当、时机合适，这样的个性化信息才是有效的。智能手机和智能手表等主板移动传感器技术能够捕捉用户的环境信息、情绪状态和生理指标，由此决定是否与用户进行互动。

（二）谨慎与隐私设计

研究表明，患有心理疾病的退伍军人在重新融入社会时面临诸多困难，其中不少困难源自于社会污名化。社会对寻求心理治疗的污名化使他们备受屈辱。他们难以得到正式或非正式的护理，只好默默忍受痛苦。因此，我们的患者工效学设计研究必须做到小心谨慎。换言之，退伍军人们不希望自己的心理疾病被人发现，更不想引人注目。总而言之，退伍军人们想要一种能够帮助他们融入社会生活，而又不会被歧视的工具。我们开发现成产品（如智能手表和智能手机）的研究方法应运而生——

我们不会选择使用那些十分显眼的传感器类产品，即使它们有更高的敏感度和更具优势的带宽。

我们设计的应用程序属于可移动的技术型干预措施，用户不受地理位置的限制。他们无须赶远路去就诊。这样，患者就不必担心在就诊途中被发现而受辱的情况，尤其是那些住在偏远农村地区的患者。远程医疗服务平台加上基于移动健康的干预措施，足以在用户求医时保护其隐私（Ralston 等，2019）。

一些退伍军人愿意对健康数据进行追踪，但也担心主板传感器可能会在传输或存储数据时泄露信息。因此，方案设计必须合理合法，目的是确保患者的心理健康信息不会外泄。虽然该设计竭力为精神疾病正名，但个人仍可能因使用不当或心理健康信息外泄而遭受社会攻击、心理伤害和经济损失。心理健康信息也受到联邦法律和州法律的严格监管。例如，《健康保险流通与责任法案》（HIPAA）禁止未经个人授权的情况下使用和泄露可识别的健康信息。但法律也允许患者自愿分享健康数据。

（三）支持与信任设计

在与众多退伍军人进行互动时，我们发现退伍军人往往只信任一小群"同伴"和几位亲密的家庭成员。在 Rodriguez-Paras 和 Sasangohar（2017）的一项研究中，参与者表示，他们的支持小组可以由朋友、家人、战友和附近其他有着相似经历、面临相似挑战的人们组成。有一位退伍军人指出了这一信任危机的存在。他说："大多数军人只信任军人。我想没多少人意识到这一点。"这与 2006 年兰德的一项研究结论一致。该研究发现，退伍军人认为与朋友、同事交谈比与护理人员交流更有助于处理创伤性经历。他们在压力很大或感觉抑郁时更愿意依靠自己信任、亲近的人，而不是求助于心理健康专业人员（Hosek 等，2006）。由此可见，允许患者自行选择同伴、帮助他们形成同伴支持体系，对开展有效的患者工作是必要的。

（四）环境设计

室内、室外生活环境及空间设计的几个相关变量可能影响退伍军人的心理健康，糟糕的设计可能是战斗或逃跑反应的一种触发因素（Khanade，Rodriguez-Paras 等，2018；Nuamah 等，2020）。例 如， 我们的研究表明，一个在设计中需考虑的关键因素就是保持退伍军人对周围环境的警觉（situational awareness，SA）。例如，退伍军人无论在家还是外出，都十分需要了解周围人群的所在。这种需求可以通过多种设计来满足，如安装窗户或采用圆形布置。建筑物的特征设计还可以再进一步，如装有醒目标牌的出口、合理设计窗户位置、留有足够天棚高度等。建筑材料也需要加以考量。例如，使用透明材料（如玻璃）可提供给患者更大的态势感知，但此种材料也可能危害个人隐私。

（五）可及性设计

可及性这一术语常与可用性一同出现。可及性指的是个人与环境之间的关系，它在很大程度上决定了个人活动的独立性。可及性可以具有多个维度，包括对物品、信息、社会活动和服务的可及性（Iwarsson 和 Ståhl，2003）。退伍军人普遍有身体残疾，因此，有必要考虑人体工效学。例如，我们研究中的一位退伍军人手部截肢。他的手是假肢。尽管报告功能由于操作简单而广受欢迎，但这位退伍军人提醒我们，不是所有用户都可以使用此功能。我们还必须考虑生理传感器安装位置和手表应用设计是否合适。

五、结论

　　20 年来的军事冲突使退伍军人的健康问题成为公众讨论的焦点。返乡后的退伍军人面临许多身体和认知方面的障碍，并且难以重新融入社会。虽然传统的护理方法有些安慰作用，但这一群体的特性（如回避、情绪麻木和缺乏信任）决定了他们需要采用替代护理方法。一种考虑微观和宏观工效学因素的、富有耐心的工效学方法有望满足退伍军人的种种需求。我们的研究表明，患有心理障碍或生理残疾的退伍军人在心理社会状态方面特有的敏感性为我们的设计带来了别样的挑战。我们采用了患者工效学方法，该方法考虑了与患者工作相关的关键因素。通过个案研究，我们阐明了多方利害关系，从而让退伍军人系统性地参与到PTSD 自控工具的设计和开发过程中。我们制订了一套设计指南。指南中的准则可用于开发更多长期可用、接受度高的工具。我们不仅介绍了技术型干预措施的重要功能，还明确了以退伍军人为中心方案设计的重要宏观经济学因素。在这项研究中，退伍军人报告了病情管理的物质环境、社会环境和组织因素之间的复杂关系。在现有工作的基础上，未来的研究应明确微观和宏观工效学因素之间的交互关系，以及它们对以退伍军人为中心方案设计的影响。我们还期望进一步考察退伍军人（特别是患有精神疾病的退伍军人）的非正式照护者，明确他们起到的作用和获得的经验。

第 8 章　儿科中的患者工效学

Siddarth Ponnala　Orysia Bezpalko　Ethan Larsen　James Won　著

患者工效学是对患者与非正式护理人员为达成健康目标所做工作进行的研究（Holden 等，2020）。正是因为有大量非正式护理人员的参与，患者工效学才在了解儿科患者方面有着尤为重要的作用。与成年人相比，儿科患者在诸如认知能力、法律法规、解剖学特征变化快等自我保健方面受到诸多限制（Larcher，2017；Stille 等，2010）。没有非正式护理人员（即家庭成员或法定监护人）的帮助，儿科患者通常无法独立做出医疗决策。因此，儿科患者及其家庭成员（以非正式护理人员的身份出现）在健康管理方面密不可分。美国州和联邦制定的法律法规要求非正式护理人员积极参与儿科健康管理。患者因素和工作系统因素共同影响健康管理，因此用患者工效学方法考察儿童群体十分重要。本章从患者工效学视角出发，对以下方面进行研讨：①成年患者和儿科患者的差异；②儿科卫生管理的相关社会技术体系背景；③为该领域医疗保健带来挑战的多种角色和场景。我们还展示了四个个案研究，以证明患者工效学在儿科医疗保健环境中的复杂性。

一、成人医疗和儿科医疗之间的差异

医学界有句名言："孩子不是小号的大人。"儿童在解剖学、生理学和心理学等多个方面的特征都与成年人不同，因而在医疗保健方面有独特的需求，也面临着特殊的风险（Foster 和 Lyall，2015；Klassen 等，

2008）。既然儿科医疗受众广泛（从新生儿到青少年这一年龄段的患者都可能去儿科就诊），我们就必须考虑儿童与成年人的特征差异及其对医疗服务的影响。

（一）认知和心理特征

儿童的认知发展历经多个阶段（Larcher，2017），因此，儿科患者的认知和行为能力差异巨大，其中很大一部分的认知和行为能力尚未发育完全（如婴儿）。在他们生命的最初几年里，儿科患者无法独立做出医疗保健决策。他们需要父母或法定监护人的帮助。但当他们成长为青少年，他们通常会更倾向于自己照顾自己，从而减轻其照护者的负担。

在与幼儿急诊专业医护人员的沟通过程中，患者父母中的任意一方或患者的法定监护人是一手信息的提供者。他们叙述的病史有助于医生做出正确的诊断，并确保患者得到最优质的医疗服务（Gallo 等，2016）。青少年患者则有能力与专业医护人员进行单独沟通，更多地依靠自己而不是家庭成员来提供病史。儿科患者及其家属共同参与慢性疾病轨迹传记工作（Corbin 和 Strauss，1985），而成年患者的非正式护理人员可能不会参与其中。父母或监护人也可以作为转述者，向专业医护人员解释患儿的感受和症状。事实上，研究表明，儿科初级保健环境中的大部分对话发生在医生和非正式成年照护者之间（van Staa，2011）。

无论是在儿科急诊还是在儿科门诊中，父母和法定监护人都对患儿保健起着重要作用。因此，儿科医疗将医疗之家的患者中心理念扩展为家庭中心理念。它保障了整个家庭的健康状况和社会功能，以便为儿童提供高质量的医疗服务（Stille 等，2010）。换言之，儿科卫生保健提供者必须牢记患儿及其家属健康状态的重要性，因为成年照护者在患儿和自己的患者工作中参与度往往都很高。

儿童不只依赖他们的成年家庭成员，还依赖老师等儿童照护提供者。因此，有必要加强儿科医疗和教育部门之间的合作。成年患者则不存在这种需求（Larcher，2017）。早教机构及学校与长期医疗保健管理、儿童情感和心理的长期发展都有着内在联系，因此有必要在这些领域和场所内发展儿科合作医疗。这些除父母或监护人以外的成年人也是儿科卫生保健中患者工作范式的一部分。即使没有直接出现在诊室或病房内，他们也在儿童卫生保健工作中发挥着积极作用。教师和其他非正式照护者虽然并没有经过专业的医护技能培训，但他们有必要与家长沟通合作、步调一致，共同照护患儿。相比之下，在校或在职的成年患者都在求医过程中表现出更大的自主性。

儿科医疗与成人医疗的最后一点不同在于，儿科患者的认知能力会逐渐提高。婴幼儿的自主性极小，因而十分依赖父母和照护者。但随着年龄的增长，婴幼儿成长为青少年，他们的认知能力也得到了发展。因此，必须认识到，儿科患者在儿科卫生保健中的自理性会不断增长，其医疗期望也不断变化，这要求医疗服务做出相应的改变。成年照护者的作用亦需随时间推移而做出改变。患儿逐渐长大成人，他们不再只是依赖成年照护者的帮助，而是学会自理。事实上，有证据表明，那些尚未参与医疗决策的患儿希望获得更多的发言权（van Staa，2011）。

随着年龄增长，儿童在医疗自理方面的角色不断变化（Shumow 等，2009）。成年照护者应该适时调整其子女或其他照护者在医疗决策中的参与度。青少年有能力做到健康自理，可能不再需要成年照护者的监督和指导。此外，已到学龄的青少年逐渐脱离家庭环境。他们不再像幼儿时那样时刻受到监护，这使他们学会补水、摄食等基本自理行为。

（二）法律法规方面

大多数儿科患者年龄在 18 岁以下。在法律上他们是未成年人。因此，不具备民事行为能力的未成年人需要依赖其父母或法定监护人代为进行关键性医疗决策，这与成人医疗有很大不同。法律上成年患者可以独立自主地做出医疗决策，除非他们把这一权利委托给另一位成年人（Jeremic 等，2016；Kuther，2003）。此外，医院必须征求父母 / 监护人对医疗服务的同意，以减轻风险、分摊责任。因此，大多数患儿需要依赖父母或法定监护人，成年患者则往往能够独立地做出决策。

（三）患者解剖学和生理学特征

儿科患者具有不同于成年患者的解剖学和生理学特征。这些差异对儿科卫生保健提出了诸多挑战，因此患者工效学的介入是必要的。

患儿在体型大小和解剖学特征方面的变化对医疗服务类型及手段影响重大。例如，不同年龄、不同体型的患儿应摄入的药物剂量差异很大。儿童与成年人的药物动力学特点不同，错误剂量的药物可能对儿童造成极大危害（Rowe 等，1998）。另一个例子是儿童具有气道狭窄、体重失调等特殊生理特征（Scanlon 等，2006）。这些特征少见于成年患者，因而使儿科医疗的流程变得更加复杂，家庭护理人员替患儿承担了大量的协调和沟通工作。

患儿特殊的解剖学特征还影响着健康自理中的简单操作，如在家中服药。想象一下一个需要服用非处方止咳糖浆的 5 岁患儿所面临的困境吧。他无法开车到就近的商店购买止咳糖浆，也不会打开一瓶止咳糖浆，服下适量药品。在这种情况下，患儿的解剖学特征限制了他们的行动能力，因而也就限制了他们的健康自理能力。他们无法拧下止咳糖浆的瓶盖，更不会精确倒出适量糖浆来服用。鉴于患儿解剖学特征带来的局限性，帮助患儿服用止咳糖浆的担子就落在了非正式照护者的身上。但对于成年患者来说，他们完全可以自行服用止咳糖浆。

二、社会技术系统中的患者工效学

研究社会技术工作系统的学者们在模拟和理解现代医疗体系中复杂的交互关系方面取得了成功。他们做出的模型同样适用于以患儿为中心的医疗方案设计（Carayon，2006；Holden 等，2015，2017；Sittig 和 Singh，2015；Valdez 等，2014）。社会技术工作系统模型为我们提供了一种可以对复杂工作环境中各个组分进行分类、并分析其跨领域相互作用的手段。在几种社会技术工作系统模型中脱颖而出的是患者安全系统工程设计（SEIPS）模型。它在医疗保健领域发挥了重要作用，并得到不断改良（Carayon 等，2006）。

有些研究从社会技术的角度出发，对儿科医疗进行了整体评估，并考察了儿科医疗步骤和医患互动的特殊之处。Ratwani 等（2016）发现，电子健康档案（EHR）中为患儿提供的不当治疗措施对明确合适剂量、发现用药错误有着重要作用，由此可以避免患者的健康受到严重损害。然而，这些采用社会技术系统方法的患儿研究的侧重点主要是专业医护工作。因此，电子健康记录设计对患者工作的影响尚待探索。

从更广的层面来看，已经有学者从社会技术角度审视儿科创伤疗护。虽然有研究发现，儿科医疗是一个多领域、多角色、多技术间交互作用的复杂系统（Wooldridge 等，2019），但该研究主要关注专业医护人员。患者及其家属没有被纳入该研究，但有望参与到以后的研究当中。研究者还发表了其他发现，即父母往往是首选参与者，并在提升医疗质量和沟通效果方面有显著优势（Meeks，2009；O'Connell 等，2007；Wooldridge 等，2019）。

儿科患者工作的相关文献很少，这一研究领域亟待工效学的加入（Valdez 等，2020）。而老年患者与儿科患者的特征相似。鉴于老年医疗和儿科医疗之间存在共性，一些已有的、有关老年患者医疗角色的研究工作可以作为探索儿科领域相关问题的基础。与儿科不同，Holden 等于2015 年和 2017 年研究了老年患者在社会技术工作体系中的作用。Holden 等关注患者及其非正式护理人员（通常是家庭成员）和他们在社会技术工作体系中的地位，这为儿科医疗服务设计提供了初始模型。为他们所推荐的患者中心工作系统的主要特征是将患者、医护人员、非正式护理人员三者结合起来，其核心是非正式护理人员（Holden 等，2015）。

如前几节所述，有研究考察了父母和其他非正式护理人员在儿科医疗服务中发挥的作用。大部分研究集中在重症监护室、手术室等高风险的儿科环境中，以及心肺复苏等高风险的医疗操作上（Bhat 等，2016；Okonkwo 等，2016；Sutherland 等，2019）。还有研究考察了其他情境中的可用性测试和软、硬件设计（Cheng 等，2020；Reid 等，2017）。然而，尚未有研究涉及患者和非正式护理人员的作用。他们对患者就医过程和医疗效果的影响机制也不明确。

一份关于儿科患者人因工效学干预措施的系统性文献综述中提到，有两项研究涉及患者工作（Ponnala 和 Rivera，2019）。其中一项考察了患者及其家庭成员在手术室等候区的经历（Margolies 等，2015）。该研究旨在考察手术等候室中墙面监视器的最佳位置。患者状态监测员向医护人员和家庭成员实时传达患者在简单或复杂医疗流程中的进度。在通讯便捷时随时获得患者信息与减轻焦虑程度、家庭成员在儿科等待时的满意度有关（O'neill 等，2004）。

另一项研究考察了以家庭为中心的，其中涉及包括医护人员和患儿父母在内的多个利益相关方（Xie 等，2015）。该研究发现，患儿父母在医疗改善项目（如家庭中心定期巡诊）中拥有话语权是非常重要的，因为他们参与了医疗服务递送过程。儿科患者的家庭成员能够填补缺失信息，这对做出适当临床决策至关重要。虽然人们已经认识到家庭成员的重要作用，但就非正式护理人员为支持家庭中心定期巡诊而开展的患者工作来说，该领域仍属空白。

目前尚未有涵盖多种医疗服务、多个非正式护理人员的患者工效学研究或设计。从急诊室到手术室，再到重症监护病房，每个急症监护病房的医疗服务流程都有其独特目的。所有儿科医疗服务流程都要求患者及其非正式护理人员有一定程度的参与。但是，非正式护理人员完成的患者工作可能会根据服务流程的改变而改变。此外，父母、监护人、兄弟姐妹、教师和保姆等角色有助于在急诊环境之外提供医疗保健服务。护理人员与患者之间的相互作用也可能成为患者工作的变量。因此，在工作系统设计中采用社会技术系统方法、应用患者工效学知识，有许多好处，如提高儿科医疗服务质量、保障患者安全、实现公平护理、提升满意度等。

三、患者工效学个案研究

（一）家庭中心定期巡诊

突出患者工效学重要性的两个具体例子是家庭中心定期巡诊（family-centered rounds，FCR）的相关实践和儿科环境中的独特挑战。许多时候，儿科医疗不只包括患者本身，还要求其父母和（或）家庭成员的参与。家庭中心定期巡诊的定义是"患者及其家庭成员共同决定医疗方案、一起评估治疗效果的跨学科定期床旁巡诊过程"（Sisterhen 等，2007）。因此，家庭中心定期巡诊是临床医生和家庭成员之间的一种合作形式。许多医院已着手实行家庭中心定期巡诊，患者父母和（或）家庭成员以合作伙伴的身份参与医疗团队巡诊过程，以便为患者提供最佳医疗服务。虽然家庭中心定期巡诊的改进策略已经制订（Xie 等，2012），但要最大限度地提高其有效性，还需要做进一步的工作。

我们应用人因工程学办法改善一所儿童医院里的家庭中心定期巡诊

成效。我们使用观察数据和问卷数据来明确所面临的障碍和挑战。这些挑战包括巡诊环境资源有限、定期巡诊持续时间短、提供者接受的正规有关家庭中心定期巡诊的培训缺乏、家庭成员参加定期巡诊的意愿低迷和能力不足。虽然家庭成员普遍对医院以家庭为中心的医疗服务水平感到满意，但没有正规的研究或调查对家庭成员参与定期巡诊的情况进行评估。

我们的研究目的是验证以下假设：医护人员和家庭成员对巡诊过程的期望差异是导致家庭成员参与度低下的原因。通过观察和访谈，我们发现了巡诊环境中几个可能降低家属参与度的因素。首先，巡诊场所设在医院走廊，使得那些不想或不能离开孩子的父母无法参与。其次，临床团队在整个讨论过程中都使用医学术语，只有患者父母在场时除外。当父母需要与临床医生进行短暂的直接交流时，住院医生会作为中间人，将医学术语翻译成外行容易理解的白话。这些观察结果证实了先前的研究结论，即家庭中心定期巡诊只是为家庭成员提供了参与医疗过程的机会，并不能保证他们的参与。家属与医生间沟通是否成功往往取决于专业医疗团队使用简明易懂医学语言的多少（Subramony 等，2014；Xie 等，2012）。

焦点小组工作和对家庭成员的调查同时进行。调查结果揭示了诸多信息差距，在焦点小组访谈过程中，家庭成员坦言他们并不完全了解巡诊流程及相关讨论。首先，大多数家庭成员既不熟悉照护患儿的医疗团队，也不了解医疗团队成员的角色分工。此外，许多人不清楚家庭中心定期巡诊的流程，不清楚他们的参与将如何改善其子女的疗效，因此他们缺乏积极参与巡诊的动力。医护人员和临床团队之间还有潜在知识差距。对家庭成员和临床医生的调查表明，两者在患儿饮食、生命体征、临床团队成员作用及医护经验等方面知识储备差距明显。

数据表明，我们开发出了两种有助于家庭成员和巡诊团队间交流沟通的干预措施：一是制订规范的家庭中心定期巡诊模板，二是在病房添加自动化的屏幕保护程序。临床医生和家庭成员一起对认知演练过程进行了简化，以制订规范的家庭中心定期巡诊模板，从而更好地调整各自的心态。临床医生可以在巡诊的准备阶段获得一个自动填写的、附有健康信息档案检索信息甚至是精确进度说明的模板。参与家庭中心定期巡诊的家庭成员则会得到一份相同结构的简化模板，上面写有章节标题和注释。此模板不仅便于家庭成员熟悉流程，还具有实时跟进家庭中心定期巡诊的视觉辅助功能。由于该模板反映了临床医生在巡诊过程中的实时心理状态，且具备自动填写功能，它收到的反馈总体来说是积极的。大多数临床医生表示愿意相信并使用这些信息。对于家庭成员来说，这个模板就像一份讲义。它能考虑到家属作为新手的心理状态，并给他们提供巡诊信息。模板帮助家庭成员跟进讨论、做足准备、畅所欲言、集思广益。据说该模板广受家属好评。家属表示，有了该模板，讨论内容变得更加通畅，讨论过程也变得更加舒适。

改良模板之外的另一种措施就是为病房安装一个自动屏保程序。该程序可以为患者家属递送信息，而又不会增加医疗团队的负担。培训、集会这类方法耗时耗力、不大可行；讲义这类传统印刷品又不太实用、枯燥无味。与之相比，病房内自动化的屏幕保护程序具有以下优点。第一，它的载体是计算机，即可以通过内置算法自动检索医院数据库的信息。系统建立后，临床团队几乎不需要再为维护系统而费力。家属可以在闲暇时查看屏幕上循环滚动的信息。此外，该程序作为数字媒体工具，可以依托技术发展而使信息更加简明易懂。信息空间布局设计的目的是便于家属了解巡诊过程和临床团队。幻灯片包含各种类型的信息，如团队成员的个人照片、角色分工、医疗背景，甚至趣事逸闻。我们开发了家庭中心定期巡诊的动画可视化功能，目的是吸引家属的注意力，增进他们对家庭中心定期巡诊的理解。最后要说明的是，屏幕保护幻灯片的字体和文本都依照患者及其家属的特殊视角进行设计。总的来说，该程序广受好评。

家属在病房里等待时就可以查看诊疗信息，这令他们倍感欣慰。

（二）伤害预防

从预防伤害的角度来看，儿科医疗情况特殊、困难重重。应该特别考虑到，儿科患者的行为模式是逐渐发展健全的。住院患儿仍是孩童，因此病房内应当允许有合适的玩具，也应当允许这些玩具在病房间的传递。在儿科住院病房内通常设有患儿游戏室，也会安排一些有助治疗的幼儿音乐／美术活动。此外，应注意到住院儿童的探视者（如家庭成员、兄弟姐妹、其他儿童等）可能将病毒从外部环境携带进病房。正因为这些不稳定因素的存在，住院儿童面临卫生保健相关病毒感染（health-care-associated viral infection，HAVI）、跌打损伤及其他院内伤害的风险大大提高（DiGerolamo 和 Davis，2017；Hei 等，2018）。

降低 HAVI 和跌打损伤风险的关键是做好环境卫生。由于儿科医疗的特殊性，儿科医院在环境卫生方面将面临特殊挑战，而那些接收成年患者的医院则不然。一方面，虽然成年患者也有家人和朋友到医院探望他们，但在整个住院期间都有陪护者的情况较少，有些成人医院只在某些特殊情况下才允许探视者在病房里过夜。另一方面，儿科患者本身就要求有至少一名成年护理人员进行陪护，因此在住院期间，患儿与家长同住病房的情况更为普遍。服装、玩具和其他家庭物品可能都会堆在病房中，给病房保洁工作造成困难。这些摆放不当的物品还可能会增加患儿跌打损伤的风险。医护人员常与患儿父母或监护人共同分担病房保洁工作，这无形中增加了儿科患者工作的体力和脑力负担。

为应对儿科肿瘤病房保洁方面的困难，我们采用了一套人为因素评估系统。首先由保洁人员通过观察收集实时数据，以了解病房内难以清理的区域及其形成原因。我们还观察了该病区，以确定特殊杂乱区域。我们通过现场对话征求了家属对卫生水平的期望，并收集了有关病房保洁困难的反馈。工作人员的反馈也是通过在线调查收集的。数据收集阶段结束后，我们明确了核心问题，即患者/家属个人物品和医疗用品是许多房间无法得到充分清洁的原因。我们还查明了几个影响因素。

- 缺乏固定的家属个人物品存储空间（因此许多物品都堆在窗台上）。
- 家属对病房卫生看法不一，他们受教育水平和沟通能力参差不齐。
- 缺乏供医护人员存放用品的柜台。
- 弃置在房间内的计算机会占用柜台空间。
- 隔离预防措施下无法进入游戏室的患儿在病房里有过多玩具。

根据这一评估结果，我们提出了诸多基于环境共识理念的人因工效学干预措施。情境感知的定义是"在特定时间和空间内感知环境因素，理解其含义，并预测其短期变化趋势"（Endsley，1987）。评估结果表明该系统内所有成员（护理人员、保洁人员、患儿、家属）对此种情况认识不足。在这项评估中，患儿及其家属的意见至关重要。例如，由于房间布局的原因，家属并不清楚哪些地点可供他们存放物品。此外，由于教育水平参差不齐，他们并不清楚什么该做什么不该做，也不会对何时清洁病房这类问题做出安排。这一评估体系从三个不同的角度证明了人因工效学干预的必要性。

1. 环境标识与合理设计

窗台上设有"家庭存储区"字样的环境提示，并配备醒目的标准储物箱。此外，我们还提供了可用于储存的透明塑料手提包，移除了弃置的台式计算机，为家庭创建更多存储空间。

2. 教育资源

我们为家属重新设计了教育资源，帮助他们了解并克服语言障碍，增进他们对保洁政策的理解。

3. 技术支持

我们开发了一款清洁时间公示表（类似于移动应用程序）程序，帮助家属在环境卫生上达成共识，表上标有保洁人员的保洁时间安排。这种工具允许患儿父母重新安排清洁时间。这样，他们就能预测清洁时间，适时整理个人物品，配合保洁处的工作。

这些干预措施从物理、认知和宏观工效学角度对儿科进行了重点考察：教育和标牌的设计方式要求能为来自不同背景的患者及其家属所发现和理解；改造病房环境，便于医护人员、患者和家属遵守规章制度；利用移动技术平台促进员工、患者、家属三者达成共识。

四、展望

（一）远程医疗方向

远程医疗是指促进医患互动科学技术的总称（Tuckson 等，2017）。它有助于美国各地医院优化人员配置（如医护人员）以为患者提供及时的远程医疗服务。在成人医疗中，协调工作包括安排远程医疗问诊时间、配置设备、配置软件、参与远程医疗访问，主要涉及人员是医生和患者。但儿科患者需要更多的资源。儿科远程医疗要求多个非正式护理人员（如一位以上家长）的参与。他们负责预约等协调工作，这通常需要他们查看电子邮件、短信或接听电话。非正式护理人员还必须学习如何使用硬件、软件来参与远程医疗。此外，非正式护理人员可能还需要在远程医疗期间协助患者视觉评估，并将相关临床信息告知医护人员，但他们并未接受过相关培训。

儿科神经科远程医疗格外有用（Rametta 等，2020）。通常情况下，神经科诊断可以只依靠观察而不用查体，因此十分适合进行远程医疗。神经科远程医疗的成功应归功于患者、护理人员和医疗服务提供者的共同努力。尽管医生会远程引导患者做出某些动作以进行视诊，非正式护理人员对医患互动的重要性也不可小觑。护理人员必须将相机等摄影设备对焦到患者身上，避免幼儿或青少年在问诊过程中四处走动，甚至帮助医患沟通、鼓励患儿配合治疗（如睁眼／闭眼、张嘴／闭嘴、闻些特殊气味之类）。远程医疗还应简化问诊流程、提高问诊效率，为患者和护理人员减轻负担。

远程医疗服务递送操作复杂，对患儿父母及其他非正式护理人员要求很高。家庭成员可能需要克服技术熟练度、信息碎片化、临床医疗术语等障碍，以确保远程医疗成功开展。应从患者工效学视角考察远程医疗，目的是及时为儿科患者提供优质医疗服务。

（二）放射学方向

儿科放射科有望做出以患者工效学为核心的改善措施。患儿父母在很大程度上能够帮助患儿为多种医疗措施做好准备，有时他们可以使接受检查的患儿平静下来。某些特殊检查项目需要患者服用镇静药或接受全身麻醉，一些处在特殊年龄段或患有某些疾病的患者也要如此。这些操作普遍存在，因为患者需要在扫描期间保持静止。家庭护理人员可协助患者做好麻醉准备，包括在检查前规定期间内禁食。父母有时不顾及部门年龄指南的规定，声称他们的孩子可以在扫描期间保持静止。如果患儿被允许不接受麻醉，而又未能在检查期间保持静止的话，他们就还是要接受麻醉，这会导致检查项目实际耗费时间长于预期耗费时间。因此，患儿的整个医疗日程都要被更改。

接受磁共振成像等检查项目的患儿需要先进行体检，然后才能进入检查室。而无论是体检还是检查，患儿父母的参与都是必不可少的。许多常见的儿科用品（如安全别针）通常足够小，且都不会触发金属检测棒和金属传感器的预警。这些物品会在扫描中产生图像伪影，并且有成为弹丸的风险。携带任何金属物体进入扫描室都可能造成严重危害。

如果医院内有患者不便前往检查室，便携式影像学仪器可以被带入病房内，以完成检查。虽然便携式机器的图像质量往往不高，但十分便利，因而成为某些患者的最佳选择。在场的患儿父母或监护人与专业技术人员共同参与便携式影像学设备检查过程，帮助患儿摆出正确姿势、进行身份确认。

以患者为中心的操作流程已经在儿科放射学科出现。但这些操作流程尚未受到基于人为因素的审查和精简。目前的情况是，医护人员临时实施检查。检查流程常常随机应变，而没有设立规范。以患者为中心的正规人为因素设计有望改善放射学诊疗过程。

五、结论

尽管迅速融入医疗保健质量/安全领域，我们仍需关注如何根据患者群体的特点和风险水平制订医疗方案。人因工效学正在儿科医疗中发挥作用——100多家儿科医院进行合作，致力于为住院儿童提供更安全的医疗服务。最近，儿科医院中的人因工效学从业者组成了人为因素特定工作组，共同讨论如何提高儿科医疗质量。通过这些努力，人因工效学有望在儿科医疗中得到更广泛、更精确的应用。传统的人为因素观点和方法（如社会技术系统、知识启发和认知任务分析等），已成功帮助医护人员共同改进医疗方案效果、提高相关研究质量。上述案例说明了对患者家属应用人因工效学原则的有效性和重要性。这种参与性框架对儿科医疗至关重要。

费城儿童医院已经设有为推广患者工作概念的医疗服务，允许家属参与照护。费城儿童医院制订了一个强健的家庭合作项目，以确保家属在改善医疗方案、实施安全工作的全程都具有话语权（Kratchman 等，2015）。家庭顾问，即在费城儿童医院进行照护的患儿父母，是一种特殊的工作人员。他们通过与临床、运营和改进团队进行战略合作，对医疗改革的识别、开发和实施效果提供意见、分享看法。在家庭合作项目中，医院家庭咨询委员会收集家属意见。

尽管这些系统对保证家属参与度有很大帮助，它们也还是没有起到推广"家庭参与的患者工作"概念的作用。不过，人因工效学在各个领域越来越深入，这表明家庭合作项目有效促进了人因工效学的发展，大大有助于医护人员和患儿家属协力完成正规的、有家庭参与的患者工作。显然，患者工效学方法可以且应当用于发展系统基础设施，以帮助家属更进一步参与到医疗之中。

第9章　老年患者的健康状况与护理工作

Abigail R. Wooldridge　　Wendy A. Rogers　著

患者工作的概念非常广泛。它包括任何形式的保健工作，也包括健康的社会决定因素的相关活动（Holden 等，2020）。因此，老年人群的患者工作可以概念化为"老年人为达到健康水平上限而必须做出的努力"。老年人群参与多种日常活动，以维持自身健康（提高生活质量、争取社会福利等）。老年人群也可以充当他人的照护者，这是患者工作中的一种特殊类型。因此，在这一章中，我们考察了老年人群为达到健康上限而从事的三种工作。

- 患者工作：协调个人护理关系网等与保健直接相关的活动。
- 保健工作：与争取社会保障、增加社交活动、提高生活质量直接相关的活动。
- 护理工作：与保健、协调护理网络和照护他人直接相关的活动。

只有明确这三类工作，我们才能探索老年人群面临的主要挑战，找出不同工作的潜在解决方案。此外，患者工作中的"患者"一词强调该工作的完成者处于特殊状态。对于保健工作的概念化，我们始终坚持这样一种理念：患者工作可以先发制人，而不必在确诊某种疾病后才进行；其不仅提高身心健康水平，还帮助患者进行健康的社交活动（Mitzner 等，2013）。此外，老年人群经常参与多种护理工作［美国国家护理协会（National Alliance for Caregiving，NAC）和美国退休人员协会公共政策研究所，2015］。

Justin 与 Nicki 是一对虚拟夫妇，但他们具有老年人群的典型生活方式。Justin，男性，78 岁，患有糖尿病和多种合并症（高血压、失眠），最近因脚截肢住院。他刚刚从农村社区医院出院回家。他与 76 岁的妻子 Nicki 住在一起，Nicki 是他的主要照护者。她是一个乳腺癌幸存者。随着 Justin 的照护任务愈发繁重，她正面临社交孤立。图 9-1 简要展示了他们在上午的日常活动及其理想模式和现实情况。

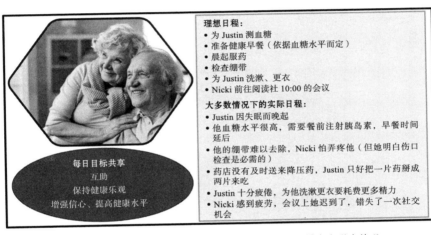

图 9-1 Justin 与 Nicki 的上午日程示意图及其理想模式和现实情况

本个案研究极为复杂，它阐述了患者工作、保健工作和护理工作的组成部分。Justin 正在应对多种合并症（即同时应对多种慢性疾病），这增加了他的患者工作量。他不得不应对糖尿病、失眠症、高血压，并定期服用相关药物。他需要保持个人卫生，接受右脚截肢及其对行动能力的影响。他越来越依赖他妻子的照护，如此才能维持健康。Nicki 则必须完成她自己作为癌症幸存者的患者工作，如服用药物（癌症的维持治疗）。她还得配合 Justin，根据他的需要完成照护工作。她从事保健工作，以维持其社会支持网络，从而减轻她作为照护者的压力。作为一对夫妻，他们有着共同的目标：45 年前他们组建新家庭时立誓一生相互照料，但也保持独立。他们的两个孩子已经搬走，一个在州内，一个在国内。因此，他们所能提供的支持相当有限。

一、概述

通过 Justin 和 Nicki 的个案研究，我们阐述了患者工作、保健工作和护理工作的组成部分。这些工作包括协调护理、共同决策、技术运用、交通运输、合并症控制、家庭照护（也许还有老年生活自理）、应对入睡困难、防止社交孤立、与家庭照护者进行互动和协调。我们并未列举全面，但这些足以说明工作任务的多样性。

此外，大量研究表明衰老会造成感官失灵（视力、听力等）、认知改变（工作记忆、思维速度等）、肌肉控制变弱（握力、动作精准度等），这为工作任务造成了更多困难。因此，老年人群在患病情况、保健目标、照护责任方面有独特经历。

我们对过去所有重要工作的诸多方面（知觉、认知、生理、组织）都进行了工效学考量。认知工效学考察了包括认识、记忆、解释、回应等心理活动在内的人类认知能力。物理工效学则关注人体解剖学、生理学、人体测量学和生物力学。组织工效学帮助优化社会技术系统，该系统内存在人员、任务、工具和环境之间的相互作用的优化。本章中，我们的目标是提供一个描述老年人群健康需求的组织框架，并强调必须在人因工效学实践中考察这些组件及其相互作用。我们首先概述了老年人群的需求，阐释了老年人群的多样性。接着，讨论了三种工作，即患者工作、保健工作和护理工作，以为我们的框架提供概念基础。在该框架中，我们将详细说明老年人群在家庭护理和正规疗护中所面临的一系列挑战。开发解决方案的方法包括人本设计和参与式设计，我们分别对其进行了举例说明。最后，提出了对未来研发工作的建议，以支持老年人群的患者工作、保健工作和护理工作。

二、老年人群的健康需求

（一）老年人群结构变化

美国的人口结构正在发生巨大的变化。2000 年，人口中占比最大的群体是中年人，54 岁以上的年龄组比年轻年龄组的人口规模要小得多［医疗保险和医疗补助服务中心（Centers for Medicare and Medicaid Services，CMS），2016］。然而，美国人口普查预测到 2030 年时，在 74 岁以下的各年龄段人数占比将趋于持平。老龄问题管理局（2017）的数据显示，美国居民中每七个人中就有一人（15.2%）的年龄超过 65 岁，老年妇女多于老年男子（分别为 2750 万、2180 万）。老年人群具有族裔多样性，其中，少数族裔人口将从 2016 年的 1110 万持续增加到 2030 年的 2110 万（老龄问题管理局，2017）。2016 年，老年人群中有 9% 是非洲裔美国人，4% 为亚裔或太平洋岛民，0.5% 为美洲原住民，0.1% 为夏威夷 / 太平洋原住民，0.7% 为两个或两个以上人种的混血儿，还有 8% 是西班牙裔。多样性的增加可能导致个人及家属 / 照护者偏好差异、语言翻译需求增加，医疗服务的提供方式也应考虑到患者的文化背景（老龄问题管理局，2017）。不同族裔在健康状况方面确实存在差异（Good 等，2005），且老年人群多样性趋势迅猛，因此解决健康差异问题变得尤为重要。

（二）老年人群生活安排

许多老年人更愿意"就地养老"——只要他们能够自理，他们就会选择留在自己家中——虽然这种趋势可能正在发生改变［美国退休人员协会（American Association Retired Persons，AARP），2005，2018；Shafer，2000］。美国住房数据表明，大多数老年人群实现了这一目标：近 80% 的老年人群独立居住在自己的家中（Houser 等，2006；住房研究中心，2018）。大多数人与配偶住在私人住宅中；然而，许多人独自生活（约30%），近一半的75岁及以上妇女独自生活。居家老人具备不同的社会功能，他们中的许多人在日常活动中得到帮助（Mitzner等，2014）。

从社会角度看，就地养老很划算。家庭保健助理年收入的中位数是33 540美元，而养老机构每单人间护理服务的年费用中位数接近97 500美元（Houser等，2018）。据估计，私人住宅生活费用仅占全职住宿护理费用的55%（Tang和Venables，2000）。对于那些财力有限、家庭和社区支持有限的老年人群来说，保健和老龄化的负担尤其沉重（Felland等，2004）。2016年，37%的老年人群生活在250%贫困线水平以下，即个人收入低于29 700美元，或两口之家的收入低于40 050美元（Houser等，2018）。

（三）老年人群健康状况

根据横断面调查，McLaughlin等（2012）估计，只有3%的老年人群经历了Rowe和Kahn（1997）定义的健康衰老，即完全维持身心功能健全，免于疾病和残疾的困扰。事实上，衰老往往伴随生理变化、疾病及其他多种风险因素，但老年人仍然希望自己可以选择进行完全自主的、安全的就地养老。保健的重要性愈发明显——如果老年人群能够成功进行安全的就地养老，他们就可以减少不必要的急诊和住院等额外医疗服务，在家中有效控制慢性疾病，进而提高生活质量。

约2/3的老年人患有疾病或面临健康威胁（如肥胖、高血压等），他们需要服药、问诊、手术、康复治疗，不然他们极有可能面临功能障碍（McLaughlin等，2012）。随着预期寿命的延长，慢性病的终生风险增加（CMS，2016）；老年人群高血压（55%）、高脂血症（45%）、关节炎（29%）、缺血性心脏病（27%）、糖尿病（27%）、慢性肾脏疾病（17%）、抑郁症（16%）、心力衰竭（14%）和慢性阻塞性肺病（11%）的影响率高于年轻人。患有多种慢性病的老年人，其医疗服务效果会受到整体影响，如用药负担、康复时长和重新住院［美国老年病学协会（American Geriatrics Society，AGS）］老年人共病护理专家小组，2012；Bayliss 等，2014］。

　　老年人群被迫进行健康自理的情况愈发普遍，而健康自理包括定期服药，控制饮食，锻炼身体，使用医疗器械及相关技术（如活动监测仪、血糖计），以及与正规医疗系统（包括医院、诊所和专家）进行互动（Mitzner 等，2013）。合并症与任务增加或控制失调有关，为老年人群健康自理带来特殊挑战。例如，患有充血性心力衰竭和慢性肾病的老年人的健康自理方法是矛盾的，一方面，他必须限制液体摄入量以避免心力衰竭；另一方面，他又需要喝大量的水来控制肾病。这种矛盾并非为老年人群所独有，但它在老年群体中更为普遍。这是因为老年人群患有多种合并症的概率更高（美国老年病学协会老年人共病护理专家小组，2012；Bayliss 等，2014）。

　　一位老年人的医疗保健可能需要多位临床医生的参与。随着多种合并症发病率的增加，老年医疗愈发需要老年患者、内科医生和多位专家的参与（如肾病专家、内分泌专家、心脏病专家）（美国国家研究院，2011）。可进行家访的专业医护人员包括护士、康复治疗师和家庭保健助理。急诊室和急诊中心内的老年人可能还会遇到其合作治疗方案以外的医护人员。大型护理网络还包括家庭成员和其他非正式护理人员。

　　然而，老年人群可能会经历感官、认知和运动变化，从而影响他们理解所面临任务复杂性的能力［参见 Czaja 等（2019 的回顾性研究）］。图 9-2 中描述的创建社会技术框架说明了影响包括医疗保健在内的各个领域日常活动的因素。

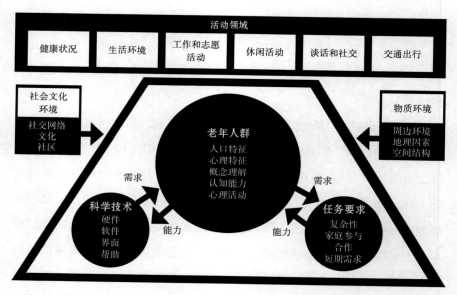

图 9-2　为老年人群设计的社会技术设计模型（未经许可不得转载）（经许可转自 Czaja et al.，2019.）

多种自理相关患者工作包含多种合并症、药物管理、技术使用、信息要求和护理网络内协调需求间的相互作用。个人工作能力（以身体、感官、认知和社会能力、资源等为特征）是自我管理成功的决定因素之一（Czaja 等，2019）。环境因素可能对患者的身体、智力、社会方面提出要求。如果个人的资源水平与工作、环境需求不匹配，则抑郁、焦虑和倦怠等不适应行为就可能出现。患者工作的需求就像任何其他工作的需求一样，有可能高于个人能力水平，对于多种合并症患者来说，尤其如此（Bayliss 等，2014）。

（四）老年人群保健的技术支持

技术具有解决生活质量和成本控制问题的潜力，但目前还不足以应对这些挑战。一些现有技术没有纳入老年人群和临床医生的流程和工作流程，这会导致重复性工作；而另一些技术则缺乏灵活性，不适用于多种用户。创新技术可能不够完善，无法被广泛使用或用于针对特定疾病。有些只适用于一小部分潜在用户。此外，有残疾的老年人群可能因行动不便、认知有限、视力低下和听力障碍等问题而无法使用相关技术（Harrington 等，2015）。

有些居家医疗项目通过监测、日常护理和临床医生就诊来护理某些急性疾病，并且发展趋势较好。这些项目可以借助于家庭内部监测，因为后者可以改善疗效（www.hospitalathome.org）。此外，技术创新是碎片化的，没有接受目标老年人群的认证，也没有被纳入医疗系统或家庭护理（Sanford，2010）。进行远程医疗和居家诊疗时，这些技术可能不够灵活、不够可靠、不可持续（Charness 等，2011）。即使是设计精良的产品，也可能因对政策、患者同意、隐私等道德问题重视不够而失败（Hudson，2014）。医疗保健技术正在迅速发展，有望被纳入老年人群的日常保健方案。为满足就地养老相关技术企业所需要的社会支持，我们应当建立一个循证系统。该系统需经过验证、部署，通过利益相关者参与的测试，有助于应对各种慢性病和多种合并症，并且可以扩大规模、适应老年人群快速增长的需求。

TechSAge 技术交互模型展示了可用于满足老年保健需求的潜在技术（图 9-3）（Mitzner 等，2018）。该模型说明了在环境不合适时，与损伤、年龄相关的机能障碍如何导致功能障碍。后者会限制患者的活动和参与。精心设计的技术型干预措施可以消除障碍、提升技能，提高成功率，进而提高活动和参与度。Justin 和 Nicki 就是一例。血糖计是一项技术，有助于 Nicki 进行护理工作、Justin 参与患者工作。但是，仅凭按键无法给予用户反馈。屏幕上的文本也太小，无法阅读。因此，手脚不够灵活、视力不够敏锐的老年人群无法有效使用它。适龄设计可以针对这一障碍设计出辅助器具。或者，考虑 Justin 行动受限的情况（老年骨关节炎加上腿部截肢）。他在两层农舍内行动不便，楼梯升降机则可以减少不便。

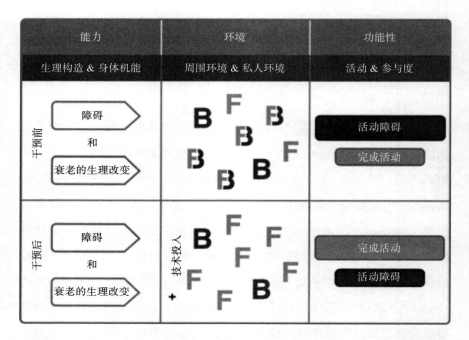

图 9-3　TechSAge 技术干预模型说明了技术干预的重要性。上排说明衰老个体已有的障碍。他们因功能减退而难以使用某些辅助设备（图中 F 逐渐变成 B），从而造成更多不便。下行说明了技术干预针对障碍（B）设计辅助器具（F），从而提升性能（经许可转载自 Mitzner，Sanford and Rogers，2018.）

三、老年人群患者工作、保健工作和护理工作

　　事实证明，人因工程学对理解和改进卫生保健工作及其系统具有重要价值。我们感兴趣的结果包括患者安全、护理质量等以患者为导向的成果，以及那些以临床医生为导向的成果（Carayon 等，2018）。随着对患者参与医疗保健的关注度和重视程度的提高，患者、家属、朋友和其他非专业人士为追求健康和福利而积极活动的想法日益被接受（Holden 和 Valdez，2018；Valdez 等，2015）。也就是说，上述人员都参与工作（Hendrick，2002）。因此，人因工程学专业人士开始关注患者及其非正式护理人员的工作，并应用人因工程学方法来理解和改进之。

本研究主要采用系统方法，这是因为患者工作受到社会因素、组织因素、物质因素的共同影响（Carayon，2006；Holden 等，2017）。这种方法及其所采用的宏观工效学模型在社会技术系统理论、工作系统分析与设计方面具有理论基础（Kleiner，2006；Wilson，2014）。社会技术工作系统可以用五个要素来描述：①这项工作的实施者；②工作的任务构成；③工作需要的工具和技术；④工作发生的组织背景，如文化和社会背景；⑤工作发生的物质环境。所有这些都受到工作所处的广泛外部环境的影响，有时后者也被包含进来作为第六个工作系统要素（Carayon 等，2006；Holden 等，2013）。Holden 等（2015，2017）提出了患者工作系统的综合模型，该模型集成了衰老应对模式（Fisk 等，2009；Rogers 和 Fisk，2010）和医疗保健专用的人因工程学系统模型（Carayon 等，2006；Holden 等，2013）。患者工作系统模型突出了在家庭和社区内使用工具或技术来完成任务的实施者三元交互。这些工具或技术涉及宏观工效学的物质、社会和组织领域。

这些人因工效学系统将为未来患者工效学的发展持续提供有效框架。系统模型的组件在不同年龄组中可能相似，但权重比例可能不同。例如，年龄增长给感觉、认知、运动控制方面带来的变化可能会增加不良设计环境的影响。此外，老年人群作为一个在信息和计算机技术方面经验较少的群体，他们应用陌生保健技术的能力也就相应不足。

（一）患者工作

老年人群从事的健康自理工作包括急性疾病控制和慢性疾病控制（Mitzner 等，2013）。老年人群更容易患上慢性疾病，如心力衰竭、慢性阻塞性肺病、脑卒中和糖尿病，这些疾病可以通过患者参与、患者自理、共同决策和同伴支持（Tapp 等，2018）来改善，所有这些疾病都需要患者工作。

Mitzner 等（2013）描述了几种与特殊疾病相关的老年自理活动：控制饮食、锻炼身体、定期服药、协调护理关系网、使用血压和血糖监测仪等医疗技术。Corbin 和 Strauss（1988）在研究慢性病患者时确定了四种广泛的患者工作类型。其中一些患者是老年人，尽管他们的工作没有明确侧重于这一人群。四种工作中有两种属于我们定义下的患者工作，而其他工作则属于保健工作。

1.病情控制，其任务包括用药、获得和组织护理工作、遵循治疗方案，以及 Mitzner 等（2013）等描述的自理活动。

2.基础设施组织安排工作和用于保持患者运动能力、维持患者生命体征的工具。

先前的研究进一步明确了慢性病自理的任务要求。糖尿病患者（平均年龄为 54 岁，年龄范围 22—75 岁）的任务包括药物管理、监测血糖和一般信息管理（Werner，Jolliff 等，2018）。对于心力衰竭患者，Willem 等（2006）明确了以下任务：定期服用药物、控制液体摄入量，将心力衰竭治疗建议与其他合并症建议（病情控制）整合在一起、做好时间分配（疲倦是主要原因）、根据药物不良反应计划离家时间（日常工作）、适应活动和社交能力的变化、处理自身形象受到的影响（传记工作）、保证运动能力、完成为缓解严重心力衰竭的基础设施工作，如房屋改造，助行架（安排工作）。老年心力衰竭患者借助五个宏观认知过程（感官、规划、协调、监测和决策）来完成更高级别的药物管理任务。这五个过程下还包括 15 个子过程（Mickelson 等，2016）。

患者工作中一大重要领域是信息管理；许多条件促成了对信息的需求和处理，进而出现信息管理（Arbaje 等，2019）。例如，一项研究发现，癌症患者（包括但不限于老年人群）的信息需求涵盖 10 个类别，64 个子类别（Rutten 等，2005）。信息收集和解释是自我管理的重要组成部分（Bourbeau，2008）。鉴于大量的信息需求，信息存储和组织也至关重要

（Moen 和 Brennan，2005）。有时，很难要求老年人组织信息或对他们进行信息追踪，这些信息包括某一药店的用药史和相关费用（Mickelson 和 Holden，2018）。Ancker 等（2015）研究了 37—89 岁（平均年龄为 64 岁）多种合并症及慢性病患者的个人健康信息管理情况，发现患者对大量信息进行了管理，包括纠正错误记录、决定与哪些医生和医疗保健组织共享哪些信息。这种实质性的信息管理工作基本上没有得到专业医护人员的承认或支持。

总而言之，许多研究试图给多种患者工作下定义、做分类。患者工作复杂多样，有时专注于老年患者，有时又把年轻患者也一同纳入进来。表 9–1 总结了这些活动。重要的是，患者工作会根据护理环境而改变（参见第 2～6 章）。在家里，患者有更多的自主权和责任。而在医院或其他专业医疗机构中，患者只是遵循推荐的医疗方案，例如服用医生开具的药物。但在家里，他们（或护理人员）对药物进行独立管理。并非所有研究都只关注老年人群，但那些只关注特定情况的研究无法帮助我们了解老年患者工作（即与疾病相关的工作）与年轻患者工作的差异。此外，研究不一定毫无遗漏，可能存在额外的、尚不为人所知的活动。

（二）保健工作

老年人群进行目标明确的活动，而他们追求的可能是特定疾病的康复，也可能是与疾病无关的整体健康。日常生活活动、日常工具活动和日常发展活动是老年人群的三类常见活动（Rogers 等，1998；Spector 和 Fleishman，1998）。日常活动包括卫生和自理的基本活动，如洗澡、淋浴、如厕、梳妆打扮、进食、移动（Spector 和 Fleishman，1998）。日常工具活动包括在社区居住所需的基本活动，如清洁、维护房屋、管理财务、准备膳食、购物（Spector 和 Fleishman，1998）。日常发展活动包括参加社交活动，学习新技能，以及培养业余爱好（Rogers 等，1998；

Smarr 等，2011）。

一些日常工具活动与健康状况有关（如服药），但其他工作（做饭、做家务）更接近保健工作。总的来说，日常发展活动与健康关系最密切，因为它们是追求社会联系、社会支持和生活质量的活动。Mitzner 等（2013）、Corbin 和 Strauss（1988）描述的一些活动与特定疾病没有直接关系，而是对健康和生活质量的普遍追求，这些活动也与日常工具活动和日常发展活动有关。例如，控制饮食或锻炼身体可能与特定疾病无关（Mitzner 等，2013）。日常工作的目的是维持生活，包括日常活动、传记工作、应对潜在的记忆缺失、思维中断或观念变化、参与社交活动、战胜病魔（Corbin 和 Strauss，1988）。

许多学者研究的患者活动不与特定疾病直接相关。老年人群参与这些活动是为了维持他们的整体健康（见第 11 章）。同样的，这些活动会根据环境而改变。表 9-1 中对这些活动进行总结。日常生活活动、日常工具活动和日常发展活动可能并不局限于老年人群，但研究人员和临床医生经常根据老年人群的需求和能力来讨论和评估这些活动。再加上先前描述的衰老过程引发的生理变化，我们对老年患者工作与年轻患者工作的差异理解有限。同样，这些活动中老年人的自主权在正规医疗机构中较低，而在家庭环境中较高。其中的一些活动，特别是日常发展活动，在正规医疗机构中可能并不存在。

（三）护理工作

患者工作和保健工作这两个术语可能与个人健康护理工作相关联。然而，一些老年人也可以是其他人的非正式（即无偿或非专业）照护者。2015 年，美国约有 4350 万成年人在过去一年内向另一个人提供无偿护理；其中近 1/10 的护理人员年龄在 75 岁或以上（美国国家护理协会和美国退休人员协会公共政策研究所，2015）。75 岁以上的护理人员大多是女性亲属，如配偶、成年子女或兄弟姐妹，帮助患者进行慢性疾病护理（美国国家护理协会和美国退休人员协会公共政策研究所，2015）。

非正式护理人员常常帮助患者使用技术产品、提供物质环境（如护理接受者；Bratteteig 和 Wagner，2013）。他们可能有助于管理清洁、烹饪和购物等生活方面的事务，而护理接受者无法管理这些事务（Bratteteig 和 Wagner，2013）。非正式护理人员可以更直接地参与上述患者工作，如预约挂号和调整预约、提供或安排交通工具、管理信息以及为护理接受者进行宣传（Bratteteig 和 Wagner，2013；美国国家护理协会和美国退休人员协会公共政策研究所，2015）。

Clark 等（2008）描述了护理人员监测症状并参与护理接受者和专业医护人员间的决策。其他任务可能包括清洁伤口等基本护理，或旨在最大限度地减少护理接受者身体不适的工作（Bratteteig 和 Wagner，2013）。75 岁以上的护理人员平均工作时长为 5.6 年，每周需要大约 34 小时，没有任何酬劳（美国国家护理协会和美国退休人员协会公共政策研究所，2015）。护理人员还可以帮助护理接受者进行保健，鼓励他们锻炼身体、合理饮食、培养爱好、坚持参与社会 / 社区活动。

简言之，护理工作要求甚高，这就需要仔细考察护理人员的需求和帮助他们的方法。护理高压力与老年急诊的高风险有关。为护理人员提供帮助可以减少老年急诊量（Burgdorf 等，2019）。然而，Wolff 等（2020）发现，超过 40% 的老年痴呆症护理人员从未被医疗专业人员问及是否需要帮助或协助（护理人员的平均年龄为 59 岁）。重要的是，许多照护支持者的干预措施往往集中在一个单独的照护者身上。但实际上，照顾任务往往由整个护理网络或团队分担。因此，如果能够支持整个团队及其团队合作，相关干预措施可能会更具影响力（Werner，Gilmore-Bykovskyi 等，2017）。

（四）老年患者的动态特征、健康状况和护理工作

患者、健康和护理工作的一个重要方面是其动态性质。这些工作随着健康和功能的改变而改变。例如，新的病情可能需要新的药物，进而需要进行新的或不同的药物管理任务；而残疾可能会影响社交。护理工作也可能受到护理人员或接受者个人健康状况变化的影响。例如，如果他们所照顾的人住院或出现残疾（Gill 等，2004），护理人员可能会承担额外的护理任务，如管理信息、协助日常生活活动等。

患者工作、保健工作、和护理工作还随患者病程的时空变化而变化，尤其是在患者转诊时。这三种工作还受到时空变化的影响（Carayon 等，2020；Carayon 和 Wooldridge，2020）。医疗机构转诊是工作系统无法充分给予患者及其护理人员支持，继而导致负面结果的一个重点，但也是修复和改错的一个好时机（见第 3 章）。

老年人群尤其容易遇到转诊失败的情况（Werner 等，2016；Werner，Malkana 等，2017）。例如，当老年人群从家到医院再出院返家，护理责任也从患者及其护理人员转移到临床医生处，然后再次转回到前者，但责任常有改变（Werner，Tong 等，2018）。自我管理包括目标选择、信息收集、信息解释、决策和行动（Bourbeau，2008）；患者必须确定他们的目标（这些目标可能会随着时间而改变），然后作出决策并采取行动来实现这些目标（Bodenheimer 等，2002）。在这个过程中，他们常常会与非正式护理人员合作。

四、大纲：老年患者的需求特点与独特挑战

在本节中，我们总结、描述老年人群的患者工作、保健工作和护理工作。我们在患者工作场所外组织老年活动，同时也考虑到了工作种类

（保健工作或医疗护理以外的活动）。表 9-1 展示了工作框架。患者工作包括前一节中描述的自我管理活动、信息管理工作和护理网络协调工作。保健工作包括与增加社会支持、促进社交活动、维持生活质量有关的活动。虽然这些活动可能与疾病管理没有直接关系，但它们与衰老有关，并可能影响健康（Cohen，2004）。护理工作包括为护理接受者开展的保健活动，特别是上述活动。

在表 9-1 中，我们列出了居家患者工作和正规医疗机构（如诊室、急诊医院、短期康复机构、长期护理机构等）中患者工作的差异。保健活动尤其容易受到环境的影响。在正规医疗机构中，老年患者（或任何患者）可能会失去一些自主权，因为专业医护人员"接管"了某些活动：例如，老年人群可能不再管理自己的药物，但应遵守提供或推荐的药物治疗。

正规医疗机构患者工作的一个重要方面是自我维护，尤其是在共同决策时，维护自我可以确保个人目标受到重视，以改善医疗方案（Barry 和 Edgman-Levitan，2012）。患者、护理人员和专业医护人员都应认识到共享决策的重要性，并共同进行决策。自我维护非常重要。对于已经习惯于家长式医学模式的老年患者来说，这可能是一个巨大革新。因为家长式医学模式下的临床医生无须咨询患者就可以决定治疗方案。一些技术和教育材料（如决策辅助材料、问题清单 / 提示和患者培训）已经被开发出来，以支持其他患者群体进行自我维护和共同决策（Mann 等，2010；Mathers 等，2012）。无论是否为适用性做出改良（形式或格式的改变等），这些工具都可能对老年人群有所帮助。但它们的价格可能也会相应提高。

健康管理以外的活动可能会因地点改变而发生重大变化。在家里，老年人群有更多的自主权——他们可以做更多决定，发起更多日常生活活动、日常工具活动和日常发展活动。再例如，在家里，他们可以挑选

表 9–1　老年人群患者工作、健康工作和护理工作特征对比

内　容	家　庭	正规卫生保健机构
患者工作：健康自理，协调自身护理关系网	• 药物管理（例如，获得药物，遵循治疗方案，处理不良反应，告知医护人员其他诊疗经历带来的改变） • 遵循与疾病相关的饮食和锻炼要求 • 获得护理服务和组织护理工作（预约、安排预约的往返交通、参与预约、协调信息流、安排"非正式护理"） • 与专业医护人员和非正式护理人员沟通 • 信息管理（收集、解释、组织、共享、存储信息） • 纠正错误的患者信息（如电子健康档案） • 协调矛盾的医嘱并做出决策 • 获取自我护理所需的工具／技术 • 对住所进行／安排修缮（扶手、坡道）	• 遵循推荐的医疗方案 • 尽可能参与治疗决策 • 允许自我维护，参与共同决策 • 与专业医护人员沟通 • 信息管理（收集、解释、组织、共享、存储信息） • 纠正错误的患者信息（电子健康档案、护理计划） • 准备出院回家（安排交通、学习护理流程、协调后续工作）
保健工作：医疗以外的活动；社会支持和社交；生活质量	• 保持独立性和自主性 • 日常生活活动 • 日常工具活动 • 日常发展活动 • "为工作而活"，包括装修、工作、家政、婚姻、抚育、情感 • 参加有意义的活动，以维持自我形象——联系、交往、串门 • 与家人、朋友、邻居等社交	• 吃送来的食物，参加其他日常活动，但不必全部主动完成或完成太多（例如，医护人员可能会帮助洗澡、准备食物，但患者可能需要自行进食）
护理工作：专门帮助他人健康自理或保健的活动（例如，为他人完成患者和保健工作）	包括几乎所有自发护理他人的活动，此外还有： • 医疗操作流程（例如更换伤口敷料，检查生命体征，协助服用药物） • 协调家庭护理护士问诊 • 协调其他护理人员 • 帮助护理接受者实现目标 • 监控进度 • 确保膳食健康 • 协助移动（如从床到轮椅） • 协助护理相关活动，如淋浴、穿衣、饮食 • 协助护理接受者进行信息管理	包括几乎所有自发护理他人的活动，此外还有： • 维护护理接受者的个人意愿 • 协调家庭探视 • 协调其他护理人员 • 支持护理接受者的个人目标 • 协助护理接受者进行信息管理

食材、准备食物，而住院时他们可能不得不吃医院提供的食物。虽然社交活动因物质基础问题而在医疗机构中很不常见，但老年人群仍可以通过某些技术与家人和朋友沟通。新技术可促进远程社交（如视频通话）。在家庭和正规医疗机构中，患者可能会与家人（配偶 / 伴侣、子女）进行互动。夫妻和知己（如没有恋爱关系的伴侣）相关事务可能增加或改变老年人群的保健工作（Fingerman，1996；Landis 等，2013；Whitlatch 等，2006）。

　　护理活动可能需要重新分配，其原因在于正规医疗机构中老年患者（尤其是住院患者）的活动大为受限。例如，如果 Nicki 住院，她就不能在家帮助 Justin 沐浴和穿衣。技术可以解决很多问题，帮助患者与其他照护者进行协调，以确保患者能够完成这些活动，并减轻老年人群经常照顾近亲的压力。例如，如果老年人群（或任何人）无法购物或做饭，有些网站可以帮助配送食物。或者，如果护理人员能够并且愿意待在正规医疗机构中，技术可以支持一些远程活动，如协调任务、进行探视和管理信息。

　　还有其他办法可以明确那些未被大纲描述、但的确对保健工作存在影响的物理位置。一个是较广泛的物理位置，即城市 – 郊区 – 农村环境的老年人群。在繁华都市或偏远农村的环境中，患者工作可能会格外艰难。美国大约 19% 的农村人口年龄超过 65 岁（Cromartie，2018），这些老年人群面临地理隔离，就诊机会也十分有限。他们自述在出院后有更多未被满足的需求（Rosenthal 和 Fox，2000）。农村居民面临着数字技术的鸿沟，这会影响消费者健康信息技术的使用和设计方式（Greenberg 等，2018）。

　　我们描述过的另一种更加细致的定位方式就是分散正规医疗机构，因为在急诊、门诊和社区医疗机构间存在着广泛的连续医疗现象（参见第 2～6 章）。例如，在卫生诊所等动态环境中，通信和信息管理工作可能与在医院急诊中不同。这两种环境和正规医疗机构（如医院、门诊或长期护理机构）都可能影响老年人群的具体活动、护理需求等保健工作。在解决老年人群的需求问题时，这一点应当被仔细考虑。未来研究应当重点考察农村、郊区、市内、正规医疗机构的连续性在患者工作、健康工作和护理工作上的差异。

五、开发以用户为中心的参与式疗护方案

设计师们越来越认识到，他们必须在设计过程中考虑用户的想法。尽管如此，如何考虑用户想法仍有待商榷。在人因工程学中，我们倾向于讨论如何使我们的设计和设计过程以用户（或人）为中心。Eason（1995）描述了用户中心设计专家可能采取的两种方法：第一，应用人类能力、局限性和行为的相关理论知识来代表目标用户做出设计决策（即用户目标设计）；第二，允许用户参与实际设计过程（即用户参与设计）。

在设计相关文献中，这两种方法有两个不同的术语：用户中心设计（Eason 的第一种方法）和参与式设计（Eason 的第二种方法）。用户中心设计或人本设计过程中，设计团队关注用户的需求和兴趣，通常采用可用性实证测量的迭代方式（Norman 和 Draper，1986）。在人本设计的某些版本中，目标用户可能根本不参与设计过程，其需求和兴趣由可用性专家应用相关理论和人因工程学知识来表示（Bekker 和 Long，2000）。

另外，参与式设计强调用户在整个设计过程中的直接参与，用户也是设计团队的一部分。我们不对两种方法做价值判断，而是探寻其主要区别。事实上，正如 Eason（1995）所言，这两种设计方法是互补的，可以共同用于开发更具影响力的解决方案。在本节的剩余部分，我们将描述和讨论这两个设计过程的示例——一个人本设计和一个参与性

技术设计解决方案，以为老年保健工作提供支持。本章只关注技术型解决方案，但社会技术系统理论和宏观工效学框架表明，技术型解决方案并不是唯一。技术型解决方案前景光明，其他流程再造、环境和角色的方法也很有前景，也可以使用人本设计流程和参与式设计流程来开发。

（一）人本设计实例

一个支持老年人群的人本设计实例是 Holden 及其同事为老年心力衰竭患者开发的健康信息技术（Srinivas 等，2017）。设计前有多个准备多阶段。一组研究人员首先使用多种数据收集方法分析需求，包括门诊就诊、调查、医疗记录审查、访谈中的观察等。所有这些分析都来自宏观工效学框架。该团队对这些数据进行了 13 次专门分析，确定了进入设计阶段的 6 个主要主题和 4 个设计要求。该团队的领队是一位有博士学位的人因工程学首席研究员，其余成员包括人机交互专家、计算机科学专家、信息学专家与临床专家。他们合作开发、设计该应用。值得注意的是，虽然设计团队咨询了护理人员和临床医生，但却没有咨询患者。首席调查员根据人因工程学原则、知识和理论，即 Eason（1995）为用户设计的建议和做出的修订。评估阶段与设计阶段同时进行，人因工程学和人机交互专家根据可用性、用户能力、用户障碍不断进行评估，提出建议。该团队对其进行了正规的启发式评估，在重新设计后又进行了两轮实验室内患者参与的可用性测试。尽管该团队一直注重人因工程学设计原则，但第一轮可用性测试表明，该应用程序在系统可用性量表（Brooke，1996）和操作失误测试中仍低于平均得分。这些问题在第二轮可用性测试之前得到了纠正。如你想了解有关设计过程的完整描述，或阅读其他出版物中引用的个别报告，请参阅 Srinivas 等（2017）的文献。

（二）参与式设计实例

参与式设计和共同设计是指让目标用户参与构思的设计。不过，用户也可以参与从提出问题到通过评估的其他所有设计阶段。参与式设计可能是一项挑战，因为人们可能受到有限经验的制约，难以想象新的做事方法。因此，对于可能长期从事某些活动的老年人群来说，这个想法可能特别具有挑战性。然而，我们发现，老年人群愿意参与共同设计活动并做出贡献，只要他们得到适当的指导和支持（即在整个设计过程中为老年患者提供的支持）。例如，在 Harrington 等（2018）的研究中，我们让老年人群参加设计会议，从而开发移动健身应用程序（图 9-4）。他们能够提供许多想法，这在很大程度上是因为他们在设计会议之前对该移动健身应用程序的使用时间长达 8 周。他们知道该应用程序何处讨人喜欢，何处不尽人意；他们知道应用功能是否能够满足需求；他们能够为专门针对老年人群的新移动健身应用程序提供新意。

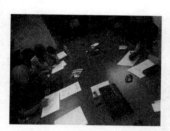

参与式设计中的老年患者： 在使用一款健康应用程序数月后，老年患者需说出他们喜欢或不喜欢的特点。他们还要就一款全新的、专为老年人设计的健康应用程序提出建议。

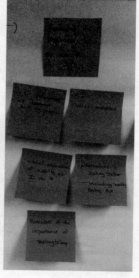

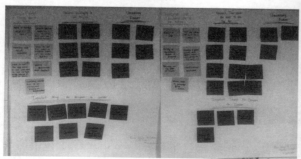

图 9-4　Harrington 参与式设计实例（经许可转载自 Czaja et al., 2019.）

六、建议与展望

在本章中，我们描述了老年人群从事的一系列活动，并强调了这些活动的种类差异和地点差异。老年人群面临一些挑战，也因此需要得到多种帮助。技术型解决方案就是其中之一。这些技术的设计方式应充分考虑用户：用户中心设计和参与式设计流程对设计有用的、可用的解决方案至关重要。老年人群有独特的生活方式、需求、偏好和经历，在设计任何支持性技术时都必须得到老年人群的认可（Rogers 和 Mitzner，2017）。鉴于本章所述的老年人群异质性，我们需要进一步细化老年人群的预订用户。我们还必须考虑包括物理环境、社会环境和个人因素在内的技术应用背景（Mitzner 等，2018）。

设计技术干预方案的要点在于，考虑技术会如何加剧某些用户群体的不平等（见第 10 章）。如果技术干预对某一些用户群体更具可及性、普遍应用性、操作规范性、有效性，则技术干预可能会造成或加剧不平等（Veinot 等，2018）。例如，并非所有用户都有智能手机，设计移动应用程序可能会无意中排除潜在用户（尤其是老年人群）（Czaja 等，2019）。用户中心设计和参与式设计流程有助于避免技术型解决方案造成或加剧不公平。鉴于大多数设计师本身不是老年人群，用户的参与就更重要。请参阅 Veinot 等（2018）的研究，以便更深入地了解不公平和信息技术之间的关系；以及 Rogers 等（2005）的研究，了解其为老年人群设计所做的技术考量。

这一章节突出强调了有关老年患者工作、保健工作、护理工作的未来研究的两个重要发展领域。首先，正如我们在开头指出的，我们故意选择在整个章节中明确使用这三个术语，而不是单一术语"患者工作"。老年人群从事许多日常活动，以提高他们的生活质量和健康水平，但并非所有这些活动都与特定疾病有关。因此，有必要探索与疾病无关的其他保健活动（见第 11 章）。按照参与式工效学传统来看，本工作应更多关注老年人群的观点，就像 Corbin、Strauss 等（1988）所树立的人种学范例中所做的那样。

未来研究的第二个重要领域是保健工作的动态变化性。随着老年人群从一个物理环境（如医院、家庭、医生办公室、退休社区）迁移，他们就会产生不断变化的患者工作、保健工作和护理工作方面的需求：例如，Werner 和 Tong 等（2018）研究了因患者出院返家而发生的任务变化。这些变化与患者（或个人）之行的概念有关："患者在多个护理场所间随时间推移的时空分布变化"（Carayon 和 Wooldridge，2019）。我们必须了解老年人群患者工作、保健工作和护理工作的动态性质，如健康状况改变、身体机能变化、医疗保健场所转移。我们应该调查他们面临的挑战及其应对策略（即与适应和恢复有关的策略）。这些知识有助于明确老年患者其他未被满足的需求，从而制订解决方案，为老年保健工作提供支持。

致谢

Wooldridge 通过医疗工程系统中心和 ARCHES 捐赠基金获得部分资金支持。Rogers 得到了国家老龄研究所（国家卫生研究院）老龄问题研究与教育中心（CREATE；P01 AG17211）；国家残疾、独立生活和康复研究所（卫生与公众服务部，社区生活管理）；长期残疾人就地养老技术康复和工程研究中心（TechSAge；90REGE0006）的支持。

第 10 章　将影响低保障水平患者健康的社会决定因素纳入患者工作研究

Natalie C. Benda　Ruth M. Masterson Creber　**著**

　　低保障水平患者被定义为"受到人口、地理或经济因素阻碍或阻止而无法获得医疗保健服务的群体"（Blumenthal 等，1995）。有研究发现，健康的社会决定因素（social determinants of health，SDoH），即人们生活、成长和工作的条件，可以解释 80% 的健康结果（McGovern 等，2014）。换句话说，社会决定因素会阻碍健康和福祉公平性的实现，这点在低保障水平患者群体中体现得尤为明显。表 10-1 概述了六个公认受健康社会决定因素影响的领域，并给出了示例。每个因素都会影响健康结果，包括死亡率、发病率、期望寿命、健康支出、功能限制和与健康相关的生活质量（Bennett 等，2018）。例如，表 10-1 可以很明显看出，一个人的物理环境会影响患者获得医疗服务的类型和质量。因此，贫困社区医疗保健设施的质量和安全性已被证明比富裕社区的设施要差得多（Weiss 等，2011）。部分由于 SDoH 的差异，全世界不同国家的期望寿命为 53—84 岁，而单在美国，不同地区的期望寿命相差就超过 20 岁（Dwyer-Lindgren 等，2017 年；世界卫生组织，2018）。美国的一项研究发现，与经济稳定性相关的决定因素，包括丧失工作能力、失业和收入降低，是与健康相关的生活质量最强预测指标（Jiang 和 Hesser，2006）。

表 10-1　SDoH 所涉及领域及举例

涉及领域	举　例
稳定的经济	就业、收入、支出、卫生费用
物理环境	住房、交通、安全、绿化、污染、环境暴露
教育	文化、数学、语言、早期儿童教育、高等教育
食品	饥饿，新鲜食物 / 健康选择的可及性
社区、社会背景	社会融合、支持系统、歧视
卫生系统	健康覆盖、提供者的语言和文化能力、服务质量

改编自 Bennett et al.，2018.

世界卫生组织 SDoH 委员会（2008）提出，减少健康不平等和解决健康的社会决定因素不仅是合乎逻辑的，同时也是道德和社会正义的需要。

这种损害健康经历的不平等分配在任何意义上都不是一种"自然"现象，而是不良的社会政策和规划、不公平的经济计划、政府重视程度较低和相关的政治环境较差共同"助推"的结果。日常生活的结构性决定因素和条件共同构成了健康的社会决定因素，是造成国家之间和国家内部健康不公平的主要因素（第 1 页）。

人体工程学领域设立了创始原则，通过将健康社会决定因素作为更大的患者工作系统的一部分，使人体工程学专家在改善低保障水平社区的健康和福祉方面具有独特优势。特别是，人体工程学专家们受训通过思考一个系统的多个组成部分是如何相互作用的，来促进健康产出。因此，患者工作相关研究有机会将 SDoH 纳入分析和设计。将 SDoH 整合到患者工效学研究中，可以促进低保障水平患者的健康和福祉，从整体上改善医疗保健服务的范围和价值。本章重点介绍如何将 SDoH 整合到患者工效学中，以及如何在项目周期的每个阶段（如研究构想、数据收集、分析和解释）改善低保障水平患者的健康和福利。

　　图 10-1 展示了一个患者工作系统模型，该模型全面考虑了低保障水平患者的需求。该模型展示了 Holden 等（2017）描述的患者工作系统的传统元素，突出了工作系统的个人 / 个人和社会文化组成部分；Kroemer（2006）以及 Smith-Jackson 等（2013）也讨论了这一点。该模型还结合了表 10-1 中许多 SDoH 的领域（物理环境、经济因素、社会背景）及其他系统层次的因素（人员、技术、组织、任务）。该图表明，患者工作的包容性设计（即包括低保障水平患者）应该是整个项目生命周期中不可或缺的一部分，而不应该事后交由额外小组考虑。换句话说，从干预设计过程开始就考虑多个群体如何从干预中受益，相较于首先为"普通用户"设计干预，然后再为其他群体进行升级改造，要更具包容性。该框架包括了一些有意义的问题（Q），以及工作系统每个组成部分中与问题相关的要考虑的因素（E）示例。在本章中，是有关领域相关举措的讨论框架。

一、文献综述

（一）关注低保障水平患者的人体工程学的相关研究

　　人体工程学家的三本著作在更广泛的背景下讨论了低保障水平人群，但并不是针对患者的。Kroemer（2006）的《非凡人体工程学》强调了设计如何便利了"普通"用户，而忽略了那些传统上低保障水平的用户。这一卷对设计患者工作系统非常有帮助，它展示了一系列跨心理和生理能力范围的包容性设计策略（Kroemer，2006）。Smith-Jackson 等（2013）的《文化人体工程学》一书传达了在人体工程学研究和设计中

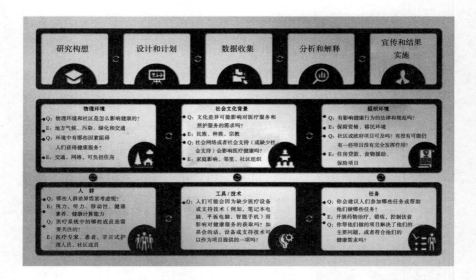

图 10-1　将健康的社会决定因素（SDoH）集成到患者工效学的模型。前面有"Q"的
项目符号表示需要考虑的问题，而后面有"E"的项目符号表示与问题相关的要考虑
的因素示例。并不是所有的问题都有与 SDoH 相关的例子

考虑社会文化因素的重要性。作者鼓励研究人员破除种族中心主义倾向，
避免解决方案只考虑与自己文化和社会环境相同的人。例如，一些受教
育程度高的人对待风险和不确定性时会更加从容，所以医务人员在与来
自不同文化背景的患者交代预后或是临终等事项的时候可能会需要指导
（Periyakoil 等，2015）。Roscoe、Chiou 和 Wooldridge 的《通过人类系
统工程促进多样性、包容性和社会正义》一书中提供了利用系统工程促
进社会正义实现的故事、方法和实际应用（Roscoe 等，2020）。虽然这
本书的大多数内容不属于健康领域，但其内容可以直接供患者工效学研
究者借鉴。尤其是书中关于健康社会决定因素与人体工程学关系的讨论，
为读者提供了在设计工作中应该考虑的多个因素。书中关于健康社区的
一节中，阐述了其他将这些需要考虑的因素与健康相关应用领域联系起
来的指南。综上所述，这些著作为人体工程学家理解和支持低保障水平
患者工作奠定了基础。

（二）转向关注低保障水平的患者群体

在过去的 30 年中，随着患者安全运动的开展，在医疗领域涌现出一大批重视人为因素的从业人员（Wears 等，2014）。与其他以患者为中心的研究类似，一开始都是以医院为主要研究背景（Wears 等，2014）。但是在考虑到患者自身的努力与其健康状况和自我护理的相关性后（Valdez 和 Holden，2016），工效学家开始将研究背景拓展到家庭和社区中（详见第 4 章）。工效学家也开始解决与低保障水平患者相关的问题（Benda 等，2018；Valdez 等，2019）。他们将个体、组织、社会文化和环境背景融入帮助患者的工具和技术的设计中进行考虑（Ezer 等，2009；Harrington 和 Joines，2011；Matalenas 等，2016）。

（三）健康信息技术（IT）和医疗设备的应用

目前，低保障水平患者的健康信息使用情况逐渐得到改善，尤其是在个人健康档案方面。以往的研究着重强调了老年人、少数种族和少数民族以及英语水平有限的人群中较少使用健康信息技术，其获益也较少（Ancker 等，2011；Montague 和 Perchonok，2012）。其他研究为提高获取个人健康信息的公平性制订了指导原则，并且具体考虑了获取能力、社会 / 文化适宜性和认知能力差异（例如，有限的识字能力）的影响（Barclay 和 Bowers，2017；Valdez 等，2012）。还有一些研究人员证明，提高易用性和设计更具包容性的访问政策可以提高满意度，并且可以减少在使用个人健康记录方面的差异（Ali 等，2018；Ancker 等，2017）。最近的一篇综述认为，虽然在广泛减少与个人健康记录福利相关的差异方面有小范围的改善，但是进展依旧缓慢（Grossman 等，2019）。

工效学家还让那些来自低保障水平的患者参与设计和测试健康信息技术和医疗设备的工作。不少研究关注糖尿病——对低保障水平患者产生严重影响的疾病。Story 等（2009）进行了适用于有生理缺陷，特别是视力受限患者的医疗设备（如血糖计）的可用性测试，并制订了设计指南。Zachary 等（2017）利用参与式设计过程，为低收入少数族裔社区开发了糖尿病自我管理工具。该工具利用非正式护理者（家人和朋友）的投入来满足患者的自我管理需求（Zachary 等，2017）。Cage 等（2014）将与个人健康记录相关的方法和对糖尿病患者的关注相结合，进行了多阶段的努力，为少数民族患者创建设计偏好数据库。Valdez 和 Brennan（2015）以及 Valdez 等（2017）描述了 2 型糖尿病患者在健康信息沟通方面的支持需求，并制订了健康信息技术的设计建议。这些研究没有针对一个特定的人口群体，而是采用最大方差和分层抽样方法，以确保纳入跨种族和族裔身份的参与者的自我认同（Valdez 和 Brennan，2015；Valdez，Guterbock 等，2017）。

（四）结论

前文回顾的一些很具意义的研究有助于推进整合的进展，但是影响患者健康的社会决定因素远未被纳入工效学家的研究中。例如，美国国家卫生研究院（NIH）在 2020 年获得了 88 000 多笔项目基金资助。在关键词检索中，超过 1322 项具有与人因工程学相关的内容，4782 项基金名称中包含与健康公平相关的内容。然而，这些项目基金中只有117 项将人因工程学的要素与关注低保障水平患者的工作结合起来。此外，Holden 等（2020）对 200 多篇关于患者工效学的论文进行了回顾，发现聚焦于低保障水平患者的论文不到 10 篇。但是，委员会和市政厅已经连续几年在人为因素和人类工效学学会的年会以及年度医疗研讨会（Human Factors and Ergonomics Society's Annual Meeting and Annual Healthcare Symposium）上表示需要重视影响患者健康的社会决定因素，以及对低保障水平患者采取患者工作方法（Benda 等，2018；Holden 和

Valdez，2018，2019；Valdez 等，2014，2016；Valdez，Holden 等，2017；Valdez 等，2019）。这说明越来越多的研究者开始关注这个重要的交叉领域。

二、案例研究

我们根据图 10-1 中的项目阶段开展了两个案例研究。在每个阶段中，我们强调如何适应（或受到）系统级因素的交互作用（图 10-1），特别是影响患者健康的社会决定因素。

（一）案例研究 1：与英语水平有限的急诊科患者沟通

1. 研究构想

该案例研究中，患者群体的选择基于与健康水平差异有关的社会文化因素。也就是说，不与大多数人使用同种语言的患者［在美国被称为英语水平有限（LEP）］在患者安全、护理质量和护理满意度方面存在差异（Divi 等，2007；Ngai 等，2016；Ramirez 等，2008）。

选择研究环境为急诊科（ED），是考虑到英语水平有限患者在这种环境下更有可能去寻求帮助。同时，身体、组织和人为限制因素的影响可能会导致对其在急诊科的护理更具挑战性。与英语母语患者相比，英语水平有限的患者在急诊室寻求帮助的比率更高（Timmins，2002），部分原因可能是获得基本护理服务的机会较少（Yu 和 Singh，2009）。获得护理的机会较少可能源于组织方面的原因，如经济限制（就业不足、保险费用）或法律限制（允许他们获得保险的法律地位）。研究发现，邀请专业口译员参与到诊疗过程中可以部分减少英语水平有限患者的照护差异（Flores 等，2012）。然而，一些研究表明，临床医生由于时间分配和资源不足、缺乏共情能力等身体、组织和社会方面的限制，没有充分利用专业口译员（Hsieh 等，2010）。急诊与门诊的诊疗环境相比，患者就诊情况无法预知，因此无法安排口译员提前到场，组织工作有困难。

　　研究任务的选择是为了填补以往研究的空白，是有关急诊科组织环境的复杂性以及不同患者在诊疗系统中的互动。意料之中的是，英语水平有限患者的健康水平差异与诊疗系统中的人际沟通是息息相关的（Divi 等，2007）。本研究通过调研母语为西班牙语的患者的急诊过程，弥补了以往研究中的不足。我们还调查了不同人员（如专业口译员、家庭成员、医生、其他患者）如何促进沟通，将交流方式的重点扩展到逐字翻译之外（Hsieh，2016）。我们的研究问题如下：

- 不同的人（如口译员）如何与英语水平有限的患者沟通？
- 除了逐字翻译外，还有哪些方式（和相关策略）用于信息交流？
- 不同的环境因素是如何影响谁来促进沟通（人）以及沟通是如何进行的（任务和策略）？

　　在选择项目团队成员时，考虑其来源也很重要。研究团队的选择包括考虑研究环境（急救医学）、相关任务／主题（沟通、患者工效学）、患者群体（母语是西班牙语且英语水平有限的患者）、当地组织（临床医生）和社会文化背景（公共／社区卫生专家）。

2. 设计和规划／数据收集

　　本研究使用了患者追踪观察和成员访谈相结合的方法（见本节最后两段），对英语水平有限和精通英语的参与者在急诊科进行了全程的观察研究，直到满足饱和原则。同时，在参与者（患者）与医院的工作人员进行沟通的过程中随时随地进行数据收集，并且只在这些情况下记录沟通信息，以保护患者和其他陪同人员（如家属）的隐私。笔记以笔录形式记录，包括以下要素：交流开始和结束的时间点；医院工作人员的角色；与患者交流的策略（如同声传译、患者家属）；诊疗

所处阶段；沟通的内容（不包括在本章中）。详情见 Benda（2018）和
Benda 等（2019b）的论文。我们在这里侧重于说明与影响患者健康的
社会决定因素和系统级因素间相互作用相关的数据收集所需要注意的
事项。

　　首先，研究对象包括两个组别，即低保障水平的患者（英语水平有
限的患者）和多数患者群体，后者在该案例中指英语熟练的患者。只关
注低保障水平患者群体可能有助于减少个体间差异，而将多数患者群体
涵括在内则可以明确设计需求的差异，有助于创建适合多群体的广泛包
容的解决方案。在本案例中，我们注意到了解高英语水平患者的沟通方
式能有效区分和理顺语言障碍因素。其他由急诊对话内在复杂性带来的
因素也得到考察。我们同时纳入英语熟练的患者为研究对象，来确定不
受英语水平影响的有效急诊沟通方式。

　　其次，在调研低保障水平患者时，特别注意在设计研究材料时需要
考虑不同的社会文化需求，并适应不同人群的能力。例如，本研究要求
将所有面向参与者的材料翻译成西班牙语。在翻译之前，我们还与一位
具有丰富经验的卫生服务研究人员一起审查了研究材料（即知情同意
书），这位研究人员对各种低保障水平患者群体进行了研究。访谈材料的
内容则需简单明了，便于不熟悉研究过程的患者理解。如果忽视不同能
力人群的特性（如健康素养不同），可能会导致一项研究无意中选择那
些更便于研究开展的"优势"患者。医疗保健研究和质量机构（Agency
for Healthcare Research and Quality，AHRQ）（2019）和美国疾病控制
中心（Centers for Disease Control and Prevention，CDC）（Baur 和 Prue，
2014）都免费提供了为患者创建简明语言材料的指南。

　　经过简单的语言咨询，我们请专业服务机构有偿翻译了知情同意书。
机构审查委员会（IRB）通常要求营利性专业机构翻译研究材料。考虑与
低保障水平患者的额外资源需求在本研究中也是非常重要，例如可以对

翻译等开销提前做好预算。为了进一步保证参与者理解研究内容及知情同意书，我们采用了"回授（或反馈）（teach-back）"的方法，也就是让参与者用自己的语言解释知情同意书。由精通英语和西班牙语的研究人员对患者开展知情同意。在没有双语研究人员的情况下，如果口译员在研究早期阶段就参与其中，并且能够确保这不会干扰他们主要的医疗口译工作，那么口译员可以在这个程序中提供帮助。

再次，数据收集机制需要考虑参与者的安全性和舒适度。例如，一些英语水平有限的患者可能因其移民身份而对与个人信息（如姓名、出生日期）等相关问题感到不适。在本研究中，我们选择不收集人口统计学信息，以保护参与者的隐私并确保他们的舒适性。由于在急诊环境中使用录音设备可能会收集到大量敏感的个人和医疗信息，我们的研究团队在咨询过急诊科的工作人员和机构审查委员会（IRB）后，决定通过笔和纸（使用英文，由研究人员实时翻译）来进行数据收集。在之前的一项研究中，我们也证明了使用纸笔记录的方法在急诊科收集沟通信息的可行性（Benda，Hettinger 等，2017）。

最后，在给定的案例研究中，我们还对研究团队中需要参与调研的人员进行了监督。这项研究得到了急诊科工作人员和机构审查委员会（IRB）的批准。我们通过发送电子邮件和在休息室派发传单的方式与急诊科工作人员说明了这项研究。然而，我们的团队最初疏忽了与医院的翻译服务部门进行沟通。研究团队没有意识到口译员可能比学术医疗中心的临床医生更不习惯被追踪调查，因为他们经常被观察用于教学目的。为了确保在急诊科工作的口译员对这项研究感到满意，我们修改了 IRB 协议，除患者外，口译员也需要签订知情同意书。我们最初未能考虑到口译员的独特需求，使研究推迟了几个月。这一经验突出了考虑所有可能参与项目的人的重要性，特别是那些不属于传统临床医生角色的人（如护士、医生、药剂师）。在整个项目过程中，口译员成为重要的盟友。没有他们的支持，后续工作就不可能进行。

3. 分析和解释

在收集观察数据后，我们开展了与急诊科利益相关的医务人员［包括护士、医生、高级实践提供者（advanced practice providers）和医院口译员］检查访谈，以提高与本案例研究相关数据解释的有效性。临床医生（来自两家医院）和口译员（来自一家医院）审查了观察期间发现的关键主题。我们招募临床医生的两家医院中只有一家聘用了专业口译员，因此我们从这家医院招募了口译员。这一阶段参与者的反馈并没有对主题本身产生很大的改变，但是成员检查有助于找到与主题相关的样本，这些主题最准确地反映在急诊环境中与英语水平有限患者的沟通。例如，其中一个主题描述了专业口译员如何预测患者对术语理解的问题，并提供一个对患者来说可能更通俗易懂的替代词。最初的例子（在访谈中）来源于一名口译员在翻译了文书工作人员询问患者的"婚姻状况"后，补充翻译"你结婚了吗"。临床医生指出，这样的翻译对于医学术语来说更为重要。因此，为了反映这一情况，在结果陈述中加入了与观察结果不同的例子。有一次护士在询问患者"腹部"疼痛情况时，口译员添加了"腹部或胃"以便于患者理解。

我们的研究团队基于组织限制（如时间、隐私）决定不完成对患者的成员检查访谈，这是本研究存在的一个局限性。在患者进入急诊科的环境后，患者随访可能涉及他们的个人信息（如姓名和电话号码）。如上所述，英语水平有限患者尤其会对提供个人信息感到不适。此外，对西班牙语参与者访谈数据的分析也是一个挑战，因为研究团队中只有一名成员精通西班牙语。与任何其他研究一样，我们的项目团队需要平衡数据收集的可行性和项目固有的局限性。在以低保障水平患者为焦点的患者工效学研究中，平衡这些考虑尤为必要。

4. 研究结果的传播和执行情况

表 10-2 为可能与本研究相关的不同临床研究（急救医学）、科研（人为因素）和患者群体社区（健康差异研究人员、口译员服务组织），提供了一套传播计划。这份研究结果既与其他工效学家讨论研究方法和经验教训，也为那些专注于改善健康公平的研究人员提供见解，并将研究结果传达给治疗这些患者的一线工作人员（急诊医师、口译员）。这项研究结果可能难以吸引临床方面期刊的读者，但它可能收获有相关经验的人成为读者，进而改变其日常工作。

表 10-2　宣传方案：案例 1

概　括	描　述	参考文献
人为因素会议	通过问题和方法描述，使用认知工作分析，以了解和改善与英语水平有限患者的沟通	Benda，Higginbotham 等（2017）
	使用"模型示例"来展示与急诊科患者的对话	Benda 和 Bisantz（2019）
以急诊为重点的杂志	关于在急诊科护理阶段口译员应用模式的描述性统计	Benda 等（2019a）
卫生公平或以患者沟通为重点的期刊	医院工作人员和不同类型的口译人员交流策略的质量差异	Benda 等（2020）
针对医学口译员的时事通信或杂志	简要描述专业口译人员在英语水平有限患者护理方面除逐字翻译以外的改善作用	开发

（二）案例研究 2：利用患者报告的结果改善对心力衰竭患者的护理

1. 研究构想

在第二项案例研究中，我们根据人群和疾病因素以及社会文化和组织背景选择患者群体。心力衰竭是一个日益严重的全球健康问题，影响着全球 2600 多万人（Ponikowski 等，2014），在美国有 600 多万患者（Benjamin 等，2018）。随着心力衰竭患者的症状逐渐恶化，他们的生活质量逐渐下降，身体和社会活动都受到了限制（Green 等，2000；Spertus，2008）。先前的研究表明，环境和社会文化因素，包括社会经济地位、性别、年龄和种族，对心力衰竭患者的健康结果有显著影响（Erceg 等，2013）。心力衰竭患者定期的自我管理活动也很重要。也就是说，健康素养、健康教育和资源获取等个人和环境因素对该人群的健康发挥着重要作用。

在这项研究中，考虑到患者的自我管理对病情发展起着关键作用，我们采用患者工作方法来改善心力衰竭患者的症状管理。此外，我们使用迭代参与式设计方法对不同的患者（跨年龄、种族、民族、语言和社会经济地位）进行干预，以确保这项干预对具有不同社会决定因素的患者都有效。

本研究选择使用任务 / 干预手段，使工具或技术能够更好地将医疗系统中的不同人员（如患者和提供者）联系起来。本案例研究设计和评估了移动健康（mHealth）应用程序，收集患者报告的结果，然后将结果展示给患者及其护理团队，以促进他们的共同决策（Manemann 等，2016）。患者报告结果在患有多种慢性病的老年人中作用显著，因为它们可以跟踪重叠症状并监测全球健康状况（例如，与健康相关的生活质量）（Lavallee 等，2016）。患者报告结果的长期价值在于以电子数据的方式收集并记录到患者的个人健康档案中，而这种方式可以便捷地融入临床诊疗和决策。考虑到心力衰竭患者的年龄通常较大，但是商用技术（如笔记本电脑、手机、平板电脑）并不经常针对老年用户进行优化，因此研究工具的包容性设计尤其重要。

开展研究的技术手段主要考虑个人、环境和社会文化因素。研究之初，我们设计了一个以智能手机为客户端的移动健康应用程序来收集心力衰竭患者的报告结果，而后又将其适用性拓展到平板电脑和笔记本电脑。皮尤研究中心（Pew Research Center）的数据估计，79%的西班牙裔和80%的非洲裔美国人拥有智能手机，这与白种人拥有智能手机的比例相当（82%）（皮尤研究中心，2019b）。然而，非洲裔美国人和西班牙裔人依赖智能手机上网的可能性是白种人的两倍（分别为23%、25%和12%）（皮尤研究中心，2019a），并且无法使用平板电脑和笔记本电脑所需的宽带上网。因此，我们选择使用一个名为"mi.Symptoms"的移动医疗优化网络应用程序集中提供专业症状报告，因为它在不同患者群体中提供的访问和使用障碍较少。

与案例研究1类似，研究团队的选择包括具有临床领域（心力衰竭、护理、心脏病学）、任务/干预（患者报告的结果、信息可视化）、工具/技术（移动健康技术、网络应用）等专业知识的个人，以及历史上面临各种健康差异（公共卫生/健康公平）的患者群体。患者工作方法也是我们研究的组成部分。我们采用参与式、以用户为中心的设计方法来创建供不同患者群体使用的应用程序。

2.设计和规划、数据收集、分析和解释

我们为mi.Symptoms设计了多项研究方法，以供重复入组的患者参与。表10-3总结了我们使用的多种研究方法，最终进行了纵向可行性研究，以评估mi.Symptoms在改善身体症状、心理症状和生活质量方面的有效性。

表 10-3 研究概况：案例 2

研　究	参与者	研究年份
需求评估（面试）	13 名患者，11 名医护人员	2016
可用性评估	12 名患者	2017
可行性，横向试点研究	168 名患者	2017—2018
理解可视化研究	40 名患者	2019
纵向的可行性研究	75 名患者（正在进行）	2020

在抽样策略上，我们特意抽取了具有多样性的研究对象，兼顾年龄、性别、民族、种族和语言相关的多样化。在每项研究中，至少 40% 的患者为少数人种，至少 20% 包括少数民族。对于年龄，我们有目的地对四代人（1981—1996 年出生的"千禧一代"、1965—1980 年出生的"X 世代"、1946—1964 年出生的"婴儿潮一代"和 1920—1945 年出生的"沉默一代"）进行抽样调查（皮尤研究中心）。世代组是衡量年龄研究样本充分性的建议指标，因为这个指标比其他年龄组别更能提供社会背景、群体长期趋势和个人历史方面的信息。mi.Symptoms 的英文版本的网页版应用程序也被翻译成西班牙语，为西班牙语母语患者提供便利。由此产生的患者样本也代表了在研究中并不总是具有很好代表性的其他群体，近一半参与者的报告显示在经济上有困难，超过 40% 的人的受教育程度为高中及以下，超过 45% 的人缺乏健康知识。近 1/3 的患者家中没有电脑，而 1/4 的患者无法上网（Baik 等，2019；Reading Turchioe，Grossman，Baik 等，2020）。随后的段落更详细地描述了每个子研究的目的、样本、方法、结果和含义。

在与参与者互动之前，我们根据一篇关于对心力衰竭患者症状自我监测工具的系统综述，创建了 mi.Symptoms 的早期原型（Masterson Creber，Maurer 等，2016）。我们纳入的第一项用户研究开展于 2016

年，通过对心力衰竭患者和治疗心力衰竭患者的医疗专业人员开展问卷调查的方式获得定性和定量初始需求评估反馈（Grossman 等，2018 ）。我们采用目的抽样的方式，从城市学术医学中心的心脏科住院病房和心脏科门诊招募了患者。采用半结构化访谈的方式收集参与者使用mi.Symptoms 后的反馈，包括对 mi.Symptoms 的有用性、有用 / 无用的功能及建议的更改。对访谈记录的定性分析反映了使用 mi.Symptoms 可能存在的挑战，包括难以理解患者报告结果的问题、缺乏非结构性的沟通和低技术素养。尤其是，近一半的患者反映难以理解患者报告结果（PRO）的题目，并且在报告症状方面存在困难。这些初步的研究结果对工具的改进提供了一系列的设计要求，特别是系统的设计应该在使用过程中帮助患者理解题目，以及告诉患者他们的症状与疾病的关系。于是，我们根据这些反馈重新改进了 mi.Symptoms。

接下来，我们从一个心脏科住院病房重新抽取了 12 名患者来完成可用性评估。在可用性研究期间，参与者通过使用 mi.Symptoms 来完成一系列任务，如回答调查问题和解释调查结果。参与者还提供了关于呈现患者报告结果的不同可视化选项的偏好，并完成了 8 项标准化用户体验百分位数问卷（SUPR-Q ）。SUPR-Q 评估可用性、可信度、忠诚度、外观和整体质量（Sauro，2015；Schnall 等，2018 ）。这组患者在 SUPR-Q问卷中给予修订版本高度评价（所有的项目＞ 0.9 分，1 分满分）。然而，我们发现一半的患者无法理解反映症状的图表，其他患者需要多次尝试才能正确解释这些图表反映的信息（Grossman 等，2018 ）。这一发现使我们创建了新的患者报告结果的可视化选项，并在未来 2019 年可视化理解研究（Reading Turchioe，Grossman，Myers 等，2020 ）中增加了对参与者识图素养的评估。

2017—2018 年，我们主要开展了针对 mi.Symptoms 的大规模可行性评估。我们从一个心脏科住院病房和一个心脏门诊诊所重新招募了

168 名患者。这次的可行性研究还包括让使用西班牙语的患者评估西班牙语版 mi.Symptoms。在这项研究中，我们评估了 mi.Symptoms 中包含的症状与一系列经过验证的健康状况指标的相关性。此外，参与者通过完成改进的健康信息技术可用性评估量表（Health-ITUES），提供了对有用性和易用性的反馈（Schnall 等，2018）。结果发现心力衰竭患者完成 mi.Symptoms 中设计的患者报告结果的问题是可行的（即没有缺失数据），参与者认为该工具既有用又易于使用。同时，基于年龄的感知有用性或易用性没有差异，表明该应用程序也适用于老年人（Baik 等，2019；Reading Turchioe，Grossman，Baik 等，2020）。

　　在 2017 年的可用性研究中，我们发现参与者难以准确解释症状的图形表示（Grossman 等，2018）。为了解决这个问题，我们在 2019 年开展了一项纳入 40 名心力衰竭患者的可视化理解研究。通过目的抽样的方式，抽取 40 名心力衰竭住院患者。在这项研究中，我们评估了参与者使用四种不同的可视化方式下，对患者报告结果解释的准确性。四种可视化方式为纯文本、文本加视觉类比（text plus visual analogy）、文本加数轴（text plus number line）和文本加线图（text plus line graph）（Reading Turchioe，Grossman，Myers 等，2020）。视觉类比通过彩色量表（表示低、中、高）来比较患者的功能，如图 10-2 左下角所示。最便于理解的可视化条件是视觉类比条件，正确率为 83%。我们还发现，参与者在经过有效性验证的图形素养评估中的得分很低，这表明图形可视化，更具体地说是线图，可能不像其他可视化方法那样便于患者的理解。同时研究结果显示，认知能力较差、受教育程度较低、经济来源较少的参与者对呈现的可视化效果的理解较差。这表明如果不能设计合适的可视化方案，可能对边缘化患者使用该工具产生极大的负面影响。

　　我们利用对不同患者群体进行的一系列可用性研究的结果，设计出

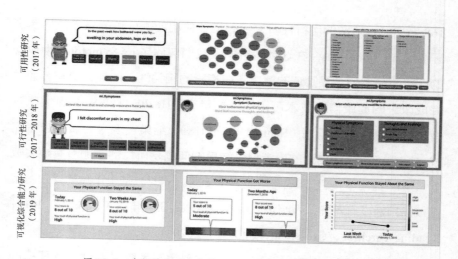

图 10-2　在相关的研究中描述 mi.Sympotoms 界面开发过程

了参与者认为是有用且易用的、经过患者反馈效度检验和共享决策的应用程序。所有的可行性研究都采用了大规模的跨年龄和种族的目的抽样方法，同时涵括了以英语为母语和以西班牙语为母语的参与者。我们还设计了一个视觉类比（visual analogy），帮助患者理解其报告结果中的健康信息。图 10-2 展示了 mi.Symptoms 界面的开发过程。目前，我们正在开展一项纵向可行性研究，来评估将这一应用同时推广到门诊和住院环境使用的可行性。下一步是进行一项随机对照试验，以确定和常规治疗相比，使用 mi.Symptoms 进行干预在改善心力衰竭患者的症状管理和生活质量方面的有效性。

除了在整个项目生命周期中将不同的人（如患者、医疗专业人员）纳入患者工作系统之外，我们还根据患者环境、患者能力评估和社会文化组织背景进行研究设计考虑。

我们认为对于研究地点和研究对象招募的选择会决定研究对象的多样性。先前的研究表明，那些处于低保障水平的患者不太可能主动参与研究（Ford 等，2008）。在每个案例研究中，我们都从城市学术医疗中心的当前住院患者中招募参与者，其中的一些案例还包含了门诊患者。招募住院患者是为了确保参与者与有症状的心力衰竭患者更为匹配，而不仅仅是那些正在接受心力衰竭门诊随访的患者。在住院环境中进行患者招募也避免了请假、通勤等参与障碍。此外，在城市环境中，空间可能是参与研究的重要障碍。通常，检查室不可用于进行开展研究；而选择在拥挤的候诊室可能会侵犯患者隐私。此外，如果患者在纽约这样需要按小时支付停车费的城市，他们就不太可能花额外的时间参与研究。这种招募方法进一步为研究提供了技术保证，我们无须为每个参与者购买设备，这在设计的早期阶段可能是一种节约成本的措施。

尽管招募住院患者能够较好地达成研究目的，但它可能并不适用于所有患者群体，如一般不需入院治疗的患者及健康人群。而且，一些患者可能会觉得在住院期间被要求参与研究很麻烦。也有一些患者群体参与研究可能不安全或不可行。例如，我们的研究排除了患有严重认知障碍和不稳定精神疾病的患者。这些排除标准首先来自电子病历，其次来自患者的医疗保健提供者，而我们也在与患者接触前获得了他们的批准。虽然如此，我们承认这种招募方式可能存在一定的局限性，可能会导致报告的症状缺乏现实真实性，因为患者在医院中所面对的症状远比他们在日常生活中遇到的复杂得多。另外，我们还发现这是一个可以开展健康教育的时刻。那些曾经认为症状监测没有价值的患者，现在明白了让症状恶化为危急重症的后果。为了解决住院招募的局限性，我们正在进行一项招募门诊患者的纵向可行性研究。在本例中，我们还在一家门诊心力衰竭诊所完成了初步招募。然而，这两种方法（住院患者与门诊患者招募）具有局限性，它们均没有涵盖目前未在学术医疗中心接受心力衰竭诊疗的患者。而这样的情况，很可能会让我们错失那些需要干预的最弱势患者。

　　为了解人类认知和表现差异，我们在各个研究阶段收集了与人口统计学、认知状态和能力相关的数据。在可用性和可行性研究中，我们收集了人口统计学信息和患者健康社会决定因素的相关数据，如社会经济状况和保险状况。我们还对每个案例参与者的健康素养进行了评估。健康素养决定了患者和护理者的能力：寻求信息和服务；表述他们的需求和偏好，并对信息和服务作出回应；了解信息和服务的含义和用途；了解信息和服务的选择、后果和背景；并决定哪些信息和服务符合他们的需求和偏好，以便他们能够采取行动（CDC，2019）。我们使用的迭代式多层研究方法以调整后续研究、纳入先前研究的发现。例如，在早期开展的可用性研究中，我们发现患者在解释图形时有困难。因此，在后来的可用性研究中，我们比较了不同可视化方案的效果，并添加了与认知功能和图形识读相关的进一步评估。我们的团队在早期的研究中还注意到，虽然已经排除了严重认知障碍的参与者（如痴呆症），但仍有部分参与者在认知和记忆等方面存在问题。因此，我们纳入了蒙特利尔认知评估（MoCA），以便量化认知损害，并评估这是否是导致症状可视化理解差异的原因（Nasreddine 等，2005；Reading Turchioe，Grossman，Myers 等，2020；Smith 等，2007）。

　　我们还发现一些患者在完成调查问卷时会感到疲劳。对参与者来说，最具挑战性的调查是四项图表识读调查问卷。因此，我们设计在最后开展图标识读的调查。这样，即使参与者说他们不想再回答这些问题了，也能最大限度地减少数据的缺失，因为基本的调查已经都完成了。如果我们在一开始调查的时候就加入图形识读的测量，可能就不会有如此高的调查完成率。最后，图形识读和认知对于理解患者利用 mi.Symptoms 的能力，尤其注重确定哪些患者群体需要额外支持。虽然完成调查需要一些毅力，但在我们的案例分析研究中，这是非常值得的。

　　我们还利用影响患者健康的社会决定因素调查和患者能力评估来完

成因果分组分析。分组分析则带来了各年龄组对可用性的高度评价等重要的发现，以及在我们尽力沟通的情况下，最终的可用性评估中低保障水平患者组表现得仍然比其他组差。例如，当我们评估英语和西班牙语使用者之间的易用性和可用性评价的差异时，与英语使用者相比，西班牙语使用者在易用性和可用性方面的评分在统计学上显著较低。然而，不同年龄的人在易用性和有用性方面没有差异。

表 10-4　宣传方案：案例 2

概　括	描　述	参考文献
健康信息学和移动健康	对目前在心力衰竭患者人群中收集 PROs 的工具的回顾	Masterson Creber，Mauerer 等（2016）
	mi.Symptoms 雏形的初始需求评估访谈和可用性评估	Grossman 等（2018）
	对 mi.Symptoms 中不同的可视化 PROs 的理解评估	Reading Turchioe，Grossman，Myers 等（2020）
关注心力衰竭期刊	心力衰竭住院患者的积极情况	Masterson Creber 等（2017）
	探索 PRO 评估问卷与心力衰竭预后的关系	Baik 等（2019）
	针对心力衰竭患者的老年技术	Masterson Creber，Hickey 等（2016）
特定人群（老年人）	mi.Symptoms 的可用性和可行性评估，用于收集心力衰竭患者的 PROs	Reading Turchioe，Grossman，Baik 等（2020）

3. 传播和实施

类似于案例研究 1，表 10-4 总结了与 mi.Symptoms 评估和测试相关的传播工作。我们兼顾了技术（信息学、移动健康）、临床领域 / 环境（心力衰竭）和感兴趣的患者群体（老年人）的出版物。这一策略使我们能够将研究结果传播给心力衰竭患者护理专业人员、为用户开发健康信息技术的从业人员以及为相关人群（老年人、心脏病患者）提供服务的人员。

三、实践建议

图 10-1 介绍了患者工作方法的模型，其中理解影响患者健康的社会决定因素和减少差异是该方法的一个组成部分，而不应该是附加的或是事后的想法。表 10-5 提出了应在整个项目期间考虑低保障水平患者的多方面因素。同时我们对建议进行了阶段性总结，对于每项建议，我们都总结了其涉及的工作系统组分。我们为每项建议选择了工作系统中最相关的部分，尽管项目范围可能涉及任何部分。行动（建议）依赖于工作系统的多个组成部分，这突出了患者工作的复杂性和相互关联性。我们展示的案例研究包括参与式设计，但并未真正采取基于社区的方法。我们认识到与社区和其他学科合作的重要性，因此我们也通过这个项目为其他相关的合作伙伴提供了建议。有关社区工作的进一步指导，请参见 Wallerstein 等（2017）、Valdez 和 Edmunds（2019）的论文。

表 10-5　对低保障水平的患者工作的建议

建　议	物理环境	社会文化环境	组织环境	人	工具／技术	任务
研究构想						
建立社区伙伴关系，以获得不同群体的信任		×	×	×		×
考虑到社区和患者的需要，选择一个重点领域	×	×	×		×	×
研究设计及规划						
让社区伙伴参与研究设计	×	×	×	×	×	
利用宣传和利益团体获得反馈		×	×	×		
仔细考虑你的排除标准，并尽可能安全地纳入更多的组	×	×	×	×		

（续表）

建　议	物理环境	社会文化环境	组织环境	人	工具/技术	任务
在便于参与的地方开展研究，并提供托儿/老人护理等服务以减少参与障碍	×	×	×	×	×	×
创建易于理解和符合文化习俗的研究材料（如招募和知情同意书）		×		×	×	×
提前确定哪些子组分析是必要的，并相应地进行招募		×	×	×		×
数据收集						
用不同的子组进行数据收集的试点，以确保其可理解和可接受	×	×	×	×	×	×
监测潜在问题(如参与者安全问题)的数据收集，并针对所涉及的患者群体做出必要的调整		×	×	×	×	×
分析和解释						
让主题专家、社区成员和（或）患者参与数据解释	×	×	×	×	×	×
召集一个小组来反思所吸取的经验教训，并考虑如何在未来的迭代中使工作更具包容性。利用这个机会来促进未来的合作		×	×	×		×
传播和实现						
在向已有领域和在新领域获得曝光之间取得平衡——传播人为因素，以及临床专业和政策导向的期刊、会议和其他渠道		×	×	×		
专注于优势领域		×	×	×		
通过关注上游因素，如物理或组织环境，在能产生最大影响的地方发布结果	×	×			×	×

考虑到社会决定因素对健康的深远影响以及推进社会正义的道义责任，在我们作为人类工效学家的研究中考虑这些社会决定因素也是合乎逻辑的。按照表 10-5 中的最后一条建议，我们应该考虑如何在工作中影响"上游因素"。上游因素与不平等的系统驱动因素有关，例如组织和社会文化结构（治理、政策和社会价值观）对古典主义、权力动力和歧视的影响。上游问题会影响到下游患者健康的社会决定因素，如影响健康的安全挑战、住房不安全或食品不安全，并为低保障水平患者带来额外压力（Siek 等，2019）。因此，关注这些上游因素将有助于我们对促进卫生公平产生可持续的影响。

致谢

Benda 博士的第一项案例研究由美国国家科学基金会的研究生奖学金项目（National Science Foundation's Graduate Research Fellowship Program）（1117218）和查尔斯和玛丽莱瑟姆基金会（ Charles and Mary Latham Foundation）资助。Masterson Creber 博士开展的第二项案例研究由国家护理研究所资助（K99 NR016275；R00 NR016275）。在此向 Lisa Grossman 在为第二项案例研究创建可视化方面所做的工作致谢。

第 11 章　健康促进中患者自我管理、认知工作分析和劝导式设计

Jessie Chin　Catherine Burns　著

患者的自我管理工作包括自我激活、计划和维持各种健康促进行为，如寻求健康信息和服务、药物依从性、症状管理、决策和健康习惯形成（如饮食、体力活动）（Bodenheimer，2002）。这些健康促进行为非常复杂且具有挑战性，需要大量的认知资源和技能（Rich 等，2015；Schwarzer 等，2011）。因此，设计社会技术解决方案以缓解患者需求并支持患者自我管理对于促进患者健康非常重要。

人因工程学方法侧重于分析当前的社会技术系统并提高其安全性和效率（Vicente，1999）。劝导式设计可能作为一种补充，它强调行为改变，认为这些行为有助于人们实现长期目标（Fogg，2009）。本章的目标是在健康促进、劝导性设计和特定的人因工程学方法——认知工作分析（CWA）之间构建理论桥梁，阐示设计一个新的社会技术解决方案，以增进长期健康的潜在可能性。在本章中，我们将介绍四个方面内容：①健康促进的理论基础；②劝导式设计在健康促进中的应用；③使用认知工作分析为健康促进的劝导式设计提供信息；④这一交叉学科的未来工作对健康促进的影响。

一、健康促进模型

健康促进模型旨在解释和预测导致现有行为改变或采取新行为的过

程和因素。这种行为的改变包括意向的形成和稳定，以及行为的规划、采纳和维持。在这一节中，我们描述了六种健康促进模型，它们突出了行为改变的一系列过程和因素的作用（摘要参见表 11–1）。

（一）健康信念模型

健康信念模型（Health Belief Model）基于对需要预防的危险因素和需要采取的预防（健康）行为进行风险评估相关的六个因素，来解释健康行为的适用性。这六个因素包括感知易感性、要预防的危险因素的感知严重性、动机、感知利益、采取预防行为的感知障碍和行动的线索（Janz 和 Becker，1984；Rosenstock，1974）。例如，一项研究表明，健康信念模型可以用来解释成年人接种流感疫苗的行为。因为如果对疾病的易感性增加，接种疫苗的可能性会增加（Weinstein 等，2007）。此外，Meta 分析结果表明，健康信念模型能够解释短期健康行为的采用，如癌症筛查、医学检测和医学检查（Carpenter，2010；Harrison 等，1992）。

（二）计划行为理论

理性行为理论（Ajzen，1985；Ajzen 和 Fishbein，1977）强调行为意图对采取新行为的关键和直接作用。计划行为理论（Ajzen，1991）进一步指出，行为意图是由态度（对于行为的积极或消极后果的信念）、主观规范（遵守其他同龄人的行为和社会规范的动机和信念）以及感知的行为控制形成的（控制自己行为的信念）。计划行为理论已被用于解释健康促进行为的采用，如体力活动（Hausenblas 等，1997）、戒烟（Topa 和 Moriano Leon，2010）、艾滋病预防（Albarracín 等，2001）和慢性病治疗依从性（Rich 等，2015）。

（三）社会认知理论

社会认知理论（Bandura，1977，1989；Schwarzer，2001；Schwarzer
和 Renner，2000）解释并预测了态度或行为的变化，这取决于对自我执
行某些任务或行为的信念，也称为自我效能感。无论实际能力水平如何，
社会认知理论表明，自我效能感的增强可能导致采取行为的可能性增
加。除了自我效能外，结果预期对行为的采纳也至关重要：①行动结果
预期，即对行动结果的信念；②情境 – 结果 – 预期，对其他外部环境因
素导致后果的信念。社会认知理论提出，如果有人感知到其行为是可控
的、外部障碍较少并且自身具有较高的自我效能感，那么他就会采取新
的行为。已有的证据表明自我效能和结果预期在各种健康促进行为中的
重要性，如促进癌症患者的生活质量和生活方式改变（饮食和体力活动）
（Graves，2003；Stacey 等，2015），加强体力活动（Young 等，2014）
和戒烟（Gwaltney 等，2009）。

（四）保护动机理论

保护动机理论表明，情绪评估（恐惧诉求）和不良行为（吸烟、酗
酒）造成的有害后果可以改变与健康适应行为有关的态度和意图。避免
伤害由三个认知评估过程驱动：对有害事件严重性的感知、对威胁的脆
弱性感知和健康行为的有效性感知。避免伤害和自我效能感，均与采取
健康行为（例如加强体能锻炼，减少吸烟行为）的意图相关（Maddux
和 Rogers，1983；Prentice-Dunn 和 Rogers，1986；Wurtele 和 Maddux，
1987；Floyd 等，2000；Milne 等，2000）。例如，Pechmann 等（2003）
采用保护动机理论分析禁烟广告，并建议使用某些信息主题，例如强调
吸烟危害他人的相关后果，可能会增加青少年的禁烟倾向（Pechmann 等，
2003）。

（五）跨理论模型

跨理论模型将行为改变定义为一个涉及五个阶段的过程，每个阶段与不同程度的准备、意图和行为改变的可能性相关（Prochaska 和 DiClemente，1982）。这些阶段在性质上是不同的。处于不同阶段的人会采取不同的行动，需要不同的干预措施来接近他们的目标。行为改变的五个阶段：①预期前阶段，即人们无意在未来 6 个月内做出改变；②预期阶段，即人们有意在 6 个月内做出改变；③准备阶段，人们准备好进行改变；④行动阶段，即人们在过去 6 个月内刚刚对其健康行为做出改变；⑤维持阶段，即人们在 6 个月前改变健康行为，并进行自我调节以避免复发。先前的研究已经应用该模型，在不同的健康促进行为变化阶段设计有针对性的沟通和策略，包括加强体能锻炼、减肥、戒烟和戒药、癌症筛查和预防艾滋病等（Hutchison 等，2009；Marshall 和 Biddle，2001；Mastellos 等，2014；Prochaska 和 DiClemente，1983；Prochaska 等，1994；Spencer 等，2002，2005；Sutton，2001）。

（六）健康行动过程方法

健康行动过程方法将患者自我调节的健康促进行为分为意向前阶段（即个人如何激发改变行为）和意向后阶段（即如何维持和调节行为）（Schwarzer 等，2011；Sniehotta 等，2005）。在意向前阶段，行为自我效能（即人们认为他们能够实施健康行为的程度）、结果预期（即采用该行为的预期后果），以及对不采取这种健康行为可能带来威胁的风险感知共同影响意向的形成。一旦意向稳定下来，人们就会进入意向后阶段，决定在何处何时采取新的行为。为了将意向转化为行动，有一个规划过程。规划包括两个方面：①进行详细的行动规划，形成实施行为的心理模型（Lippke 等，2004）；②应对规划，这是一个自我调节的过程，可以避免因长期追求目标而复发（Lippke 等，2004；Schwarzer，1999）。意志自我效能、维持自我效能和恢复自我效能（即开始新行为、继续新行为和避免复发的感知能力）共同影响计划过程（Schwarzer 和 Renner，2000）。与跨理论模型相比，健康行动过程方法提出了"计划"过程，这对于填补意向－行为之间的差距至关重要。健康行动过程方法在解释不同人群（如慢性病患者、肥胖症和多发性硬化症患者、孕妇）的健康促进行为（如康复、体力活动、生活方式改变）的采用和长期维持方面取得了一些成功（Chiu 等，2011；Gaston 和 Prapavessis，2014；Parschau 等，2014；Schwarzer 等，2011；Zhang 等，2019）。

（七）不同类型模型的比较

尽管连续型模型（健康信念模型、计划行为理论、社会认知理论和保护动机理论）在解释和预测不同类型的健康促进行为方面优势相近，但通常在解释和预测行为意向的形成及某些健康行为的采用方面（如疫苗接种、医学检查或检验）比阶段型模型（跨理论模型和健康行为过程方法）更有效。然而，这些模型预测长期行为改变和习惯形成的效果好坏参半（如体力活动、饮食改变、治疗依从性）。相比之下，阶段型模型（跨理论模型和健康行动过程方法）在解决意向－行为之间差距、维持行为改变和支持新习惯形成方面更具优势。尽管优势不同，这两种类型的模型并不互斥。阶段型模型采用了连续型模型中提出的因素来解释和预测行为变化过程（例如，社会认知理论中的自我效能、健康信念模型和保护动机理论中将对威胁的感知严重性和脆弱性视作风险感知和计划行为理论中的主观规范）。因此，根据健康促进行为的类型和患者的目标（无论是增加动机还是采用新的行为），健康促进模式的组合可能有助于为促进预防性健康行为的社会技术解决方案的设计提供参考。

二、健康促进的设计方案

如表 11-1 所述，有多个因素和过程对促进健康至关重要。我们将讨论设计社会技术解决方案的不同方法，以支持健康促进中的这些因素和过程。

（一）定制和刺激

定制是改变健康沟通中态度或信念的常用策略。根据连续型模型中的独特因素（例如，健康信念模型中强调感知威胁的敏感性以促进健康行为的采用）和变化发生的不同阶段（例如，对阶段型模型中的特定因素做出响应），可以与不同信息相结合进行定制设计（例如，促进健康行为过程方法中提到的患者自我效能感，以提高新行为的采用率和维持率）。定制可根据用户的不同特征设计不同的信息。在健康行为改变中，被广泛研究的一个重要用户特征是"焦点调节"（regulatory focus），它描述了在健康行为变更动机方面的个体差异。监管重点通过以下两种方式实现：①促进目标，寻求对健康的积极影响（例如，通过锻炼减肥）；②预防目标，避免对健康的负面影响（例如，通过运动降低肥胖的可能性）（Crowe 和 Higgins，1997；Higgins，1998；Lockwood 等，2002）。先前提出"调节性匹配"（regulatory fit）的研究表明，与以预防为导向的人群相比，在以健康促进为导向的人群中，促进焦点信息可以更有效地激励健康行为。如果人们知道采取健康行为会带来好处（例如，改善健康），他们会更积极地采取健康行为；以预防为导向的人群如果知道采取这种行为可以防止危害（例如，降低肥胖的可能性），他们会更积极地采取健康行为。因此，以预防为重点的信息在促进预防导向人群的健康行为方面比促进健康导向人群更有效（Higgins，1998；Lockwood 等，2002）。然而，调节导向对健康促进的影响（例如，改变饮食或体力活动）是多样的（Latimer 等，2008；Rezai 等，2019）。

表 11-1 健康促进模型

健康促进模型	行为改变	主要概念	促进行为改变的因素、过程
健康信念模型	连续型模型	评估采取预防行为的威胁风险	威胁的感知易感性和严重性、动机、行为的感知促进和障碍，以及行动线索
计划行为理论	连续型模型	态度决定行为意图，然后是实际行动	态度（行为的后果）、主观规范和对行为的感知控制
社会认知理论	连续型模型	自我效能感是行为改变的核心因素	自我效能感、结果预期
保护动机理论	连续型模型	消极情绪驱使人们回避适应不良的行为	威胁的感知严重性和脆弱性，以及行为的感知有效性
跨理论模型	阶段型模型	行为改变有五个性质不同的阶段	预期前、预期、准备、行动、维持五个阶段
健康行为过程方法	阶段型模型	规划过程对于将人们从预先意向阶段转移到后意向阶段并维持变更是至关重要的	意向前阶段（行动自我效能、结果预期、意图、风险感知），意向后阶段（意志、维持和恢复自我效能、行动计划、应对计划、健康行为采纳）

刺激，被定义为在不改变选择架构的可用性或经济激励的情况下，将人们的行为改变到理想的方向（Thaler 和 Sunstein，2009）。刺激是一种在日常生活中促进简单健康选择的方法。通过直接使用健康信息（例如，改变食品的营养标签或包装）来促进健康（Cioffi 等，2015；Kraak 等，2017），通过调整健康选择的可及性或接近性（如健康食品的位置），或是将所需选项设置为默认值（如器官捐赠）。

例如，调整食物的位置（即控制接近度）已被证明能有效地指导食物选择（Chapman 和 Ogden，2012；Rozin 等，2011）。研究人员调整了食品在市场中的位置，发现较难触及的食品（即距离较远的食品）的摄入量减少了 8%～16%。在另一项实证研究中，研究人员改变了火车站三家杂货店的食品位置（Kroese 等，2016）。一家商店通过在收银员处放置健康食品来实施近距离推送。另一家商店通过将健康食品放在收银台上，并在收银台上贴上一个标志，说明其有助于顾客做出更健康的选择，从而实施了"近距离刺激"。最后，第三家商店保留了食品的原始位置，作为对照条件。研究结果表明，两个刺激组（接近和伴随信息的接近）的健康食品选择都有所增加。除了所提供的示例之外，还有更简单的近距离劝导版本。一项先前的研究表明，在餐厅菜单开头和末尾的菜品会增加被选择的概率（比菜单中间的项目高20%）（Dayan 和 Bar-Hillel，2011）。因此，可在特定背景下通过简单的重新排列促进健康选择。

（二）Fogg 行为模型和劝导式系统设计框架

劝导式设计是一种设计社会技术系统的方法，旨在激励、推动和维持人类行为的变化（Fogg 和 Fogg，2003）。除了可用性、安全性或满意度之外，劝导式设计的目标是激发长期行为变化。Fogg 行为模型提出了三个主要因素：动机、能力和触发因素，用于设计劝导式技术（Fogg，2009；Fogg 和 Fogg，2003）。动机，即采用新行为的意图，在所有六种健康促进模式中都已作为采用新行为的先决条件加以阐述。能力，即采取行动的能力，在健康促进模型中主要被定义为"感知能力"（例如，计划行为理论中，对行为的感知控制和健康行动过程方法中的行动自我效能）。触发，即刺激行为采纳或当前行为改变的事件，也以不同的形式被引入健康促进模型（例如，健康信念模型中的行动提示，以及健康行动过程方法中的凭意志力的自我效能和计划过程）。通过呼应健康促进模型中的主要因素/过程，Fogg 提出了通过评估社会技术系统中的动机、能力和触发因素来进行劝导式设计的策略。

根据这个模型，动机和能力需要达到一定限度才能发生行为改变。因此，设计的出发点是提高用户动机，帮助用户实现任务目标的能力，或者两者兼而有之。触发（Spark）是一种提升用户动机的策略，例如使用定制信息强调体力活动的积极结果，并展示每天进行体能锻炼的同龄人的百分比（计划行为理论中的态度和主观规范）。"促进者"是一种策略，通过降低任务要求，说服用户任务很容易完成，例如，向慢性病患者提供最佳药物治疗方案，以促进他们的药物依从性（降低健康信念模型中的行为障碍）。一旦动机和能力得到解决，我们就可以实施"信号"作为一个触发器来提醒人们采取行动，例如设置自动消息来提醒患者服用药物（提高维持自我效能，并支持健康行动过程方法中的行动计划）。Fogg 行为模型已应用于设计各种促进健康的社会技术系统，如用于生活方式管理的移动健康应用程序（Mohr 等，2014；Rabbi 等，2015）。

三、应用认知工作分析实施和评估劝导式设计

认知工作分析（CWA）是一种来自人因工程学的方法，对工作过程采取了深入的分析（Vicente，1999）。认知工作分析着眼于人们必须理解的关系、他们必须执行的关键任务，以及他们必须考虑的值得分析的工作。认知工作分析通过构建一个支持性的信息系统，为用户厘清复杂的关系，允许他们建立正确的思维模型，并鼓励制订有效的策略。认知工作分析可以更直接地用于了解导致某种行动的因素、行为可能发生变化的潜在触发点以及这些变化的情况。本节将介绍认知工作分析中的两种方法，即工作域分析（WDA）和控制任务分析（CTA）。工作域分析（WDA）用于回答两个问题：①为什么设计该系统？②该系统如何实现其目的？抽象层次结构用于分析社会技术系统的目的、部分和组成部分（Rasmussen，1985）。控制任务分析（CTA）用于将系统需求与参与者的决策关联起来。决策阶梯用于分析社会技术系统中用户的信息处理活动和知识状态（Rasmussen 等，1994）。

行为改变设计技术是一门新兴科学。我们关注以下三个主要的行为改变问题。第一个问题是如何影响用户动机。例如，设计提高自我效能感的方法（Schwarzer 和 Renner，2000）。第二个问题是鼓励人们做出什么行为。例如，研究人员需要根据详细的行动计划来确定准备就绪的行为（Schwarzer 等，2011）。第三个问题是何时触发新行为。例如，确保用户有足够的倾向并完成详细的计划过程（行动和应对计划）（Prochaska 和 DiClemente，1982；Sniehotta 等，2005）。工作域分析可以解决第一个问题，洞察触发动机，控制任务分析可以为后两个问题提供解决方案，即鼓励采取新行为的内容和时间。我们将介绍一个示例，说明如何将工作域分析和控制任务分析应用于劝导式设计（Rezai 和 Burns，2014）。

（一）工作域分析：理解用户动机

工作域分析将社会技术系统抽象为五个层次：①功能目的，说明系统存在的主要原因；②抽象函数，显示系统中重要的值；③概括功能，描述用于实现功能目的的过程；④物理功能，描述系统的组成部分；⑤物理形式，说明系统中组件的属性。以血压管理为例，工作域分析可用于确定实现系统目的所需的功能和关系。由此，它可以维持正常血压，以及与血压测量管理相关的值和过程（表 11–2）（Rezai 和 Burns，2014）。

表 11–2　血压管理的工作领域分析

	整个系统（患者）	子系统（身体系统）
系统的目的	保持血压在正常范围内	保持血压在正常范围内
原则、优先事项和平衡	• 人体调节血压的基本规律和原则 • 重视健康生活	患者的基本规律和原则：循环系统、神经系统、内分泌系统、认知系统、自我调节系统

（续表）

	整个系统（患者）	子系统（身体系统）
过程（生理和非生理过程）	按照医生对饮食或体力活动指导服药	患者体内的生理过程（受循环系统、神经系统、内分泌系统调节）
		心理过程（决定人每时每刻的行为和选择的认知过程）
		药物的药理作用（利尿药、β受体拮抗药、血管紧张素转换酶抑制药）
身体功能	• 患者身体 • 药物 • 食物	循环系统（心脏、血液、血管）、内分泌系统、神经系统、药物有效成分、食物有效成分
身体形态（患者和设备）	• 患者的年龄、体重、性别、种族 • 患者的调节重点和情绪 • 用药种类和剂量 • 食物种类和总量	血压、心率和身体状况，血管状况、心理状况、用药种类及剂量、饮食种类及总量

（二）控制任务分析：明白要采取什么样的新行为

控制任务分析（CTA）是探索新行为的一个有力分析工具。决策阶梯是控制任务分析的常见工具，它显示了信息处理的不同可能性。从本质上说，阶梯是一个信息处理模板，可以用来识别人们何时必须进行复杂的决策。使用者可以利用规则和启发式操作来更快地决定下一步行动。按照这些规则和启发式操作在认知上不那么费力，但经验丰富的用户会更加得心应手。

控制任务分析将识别有经验用户的规则和启发式过程，并通过设计，尝试鼓励经验较少的用户采取相似行为。遵循资深用户的路径，是一种可以达到改变行为的方式（St.Maurice 和 Burns，2015）。如图 11-1 所示，我们给出一个简单的血压管理示例。在这个示例中，用户可能正在评估他们是否应该测量血压（从"观察"到"决策阶段"的黑色实线）。可能需要将其从考虑行为转为习惯养成（从"观察"到"任务"的虚线）。我们这里使用的"习惯"一词的定义来自《韦氏词典》，解释为"一种固定的倾向或通常的行为方式。"在这种情况下，习惯轨迹看起来像"现在是晚上 7 时，到测量血压的时间了"。这种行为路径变化如图 11-1 所示。虚线显示了行为轨迹，避免了之前模式中的有意识决策阶段。这将是养成习惯的第一步。

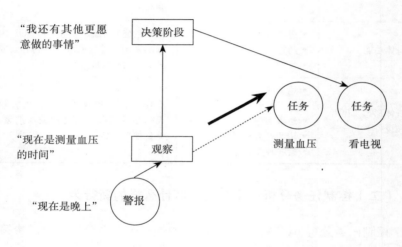

图 11-1 运用决策阶梯改变决策路径

（三）控制任务分析：何时以及如何建立一个新的健康行为

另一个问题是确定何时何地需要引进触发因素（St.Maurice 等，2018）。信息系统设计可以通过添加新信息鼓励特定路径。按照与前述相似的示例（图 11-2），可以引进更具刺激性、更具体的触发因素，"让我们来测量血压"，还可以通过简化认知过程，让用户不再需要检查时间，而能直接采取行动。图 11-2 展示了触发因素的发展，这使路径更具劝导性。这个示例采用的触发因素是一则通知，通过减少用户监测时间的任务，来鼓励其测量血压的行为。

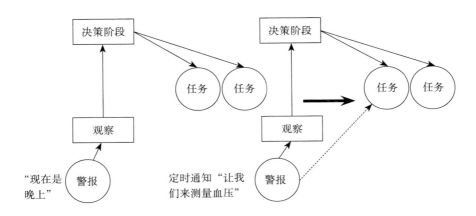

图 11-2　创建通知以进一步促进行为改变

在这个示例中，用户在被"提示"后开始测量血压。我们正是利用了这个提示阶段，通过加入改进性设计，减少用户在提示阶段的工作量，定时通知用户而不需要他自己设定时间（左边的模式）。提示阶段可以进一步用来提供信息，引导我们想要鼓励他采取的行为（即"让我们来测量血压"）。

（四）劝导式设计的扩展示例

在本节中，我们将讨论一个假设示例，其中劝导式设计用于促进老年高血压患者的体力活动。美国有 80% 的老年人被诊断为高血压患者。适当水平的体力活动对患有高血压老年人的心脏健康有积极影响（Stamatakis 等，2007；Sun 等，2013）。为了让老年高血压患者能够进行体力活动，我们建议利用美国国立卫生研究院（NIH）的循证体力活动计划（Go4Life）开发一个移动应用程序，让老年人有体力活动的动力，开始体力活动并且能够坚持下去。

该项目的第一阶段包括调查老年高血压患者体力活动意愿的触发因素。可以建立一个抽象层次结构来确定体力活动的关键动机。影响老年高血压患者开始体力活动动机的潜在因素，包括患者是否有信心和能力进行体力活动，以及他们的家庭成员和临床医生是否鼓励他们进行体力活动（Bethancourt 等，2014；Lim 和 Taylor，2005）。临床医生常在对老年高血压患者及其照护者的随访过程中表达支持或质疑，开展体力活动的自我效能感和社会支持都可能是老年高血压患者开始进行体力活动的触发因素。

第二阶段包括评估要开展什么样的新行为。鉴于"Go4Life"体力活动计划是有循证依据的，我们保留这项计划内的流程以确保有效性，接下来，我们就进入到第三阶段。

第三阶段着重于考察老年人何时以及如何采取新的行为（即进行体力活动）。我们将遵循健康行为过程理论，使用身体活动变化阶段量表（Chiu 等，2011）和其他与体力活动自我效能感和感知社会支持相关的量表，来测量老年高血压患者的变化阶段。这些量表可评估老年高血压患者开始体力活动的准备程度。这三个阶段关于动机的假设和总体结果是循证的。因此，我们开始添加触发因素，以提升体力活动的自我效能和社会支持。这些因素包括三个方面：①定制每日信息，在移动应用程序中提升老年高血压患者的体力活动自我效能感；②可视化，将每天开展的体力活动水平发布在社交网络（包括家庭和同龄人）中；③显示板，展示人们从社交网络获得的奖励和徽章，以表彰他们在体力活动计划中取得的进步。

假设老年人开始进行体力活动，我们可以对当前用户进行进一步分析，以确定帮助他们坚持 6 个月以上体力活动的方法。我们可以利用控制任务分析来调查患有高血压的老年人如何通过移动应用程序开始他们的常规体力活动、他们遇到了什么问题、他们何时又为何停止了体力活动，以及他们恢复体力活动的原因。控制任务分析将为外来设计触发器提供信息，以维持新的行为。

四、对未来健康信息技术设计的影响

本章展示了利用认知工作分析作为分析框架所设计的劝导式健康促进方案。表 11-3 综合了健康促进模型的主要过程、劝导式设计中相应的触发点及相关的分析方法。对于健康信息技术而言，仅能做到可用这一点已经远远不够。未来的患者不再只是医疗保健的用户，而是本身健康的积极参与者。大多数健康干预要求患者了解他们的治疗、坚持治疗，并积极与他们的医疗团队中其他成员合作。这些要求意味着设计必须有助于患者实现其健康目标。因此，正如下文所讨论的，这些想法产生了几个重要的影响。

（一）必须充分了解用户现有的行为环境

每个人都在现有行为模式的背景下使用新技术。破坏这些模式的技术不太可能被采用。可通过了解和匹配现行环境，来开展采取新行为的设计。以这种方式设计的技术提高了被用户采纳的可能性，因为它们对用户的工作量要求更低，破坏性更小。特别需要注意的是，对于那些期望引导用户采取新健康行为的技术，必须对现有用户行为做出广泛响应，以便成功地插入新的行为。

表 11-3　健康促进模型、劝导式设计和认知工作分析的综合总结

项　　目	意向前	意向行为	意向后
健康促进	意图	规划	采用、维持、恢复
劝导式设计	产生动机	支持心理模型的建立	保持这种行为以避免反弹
认知工作分析	工作域分析	控制任务分析	控制任务分析

（二）目前已有工具可以支持健康促进行为的发展，但还需要更多

我们展示了认知工作分析如何为劝导式方案的设计过程提供信息，但这项工作还处于起步阶段。有实证研究将认知工作分析应用于劝导式设计，来改善初级卫生保健的数据录入情况（Burns 等，2018；St.Maurice 等，2018）。然而，这种方法尚未系统地应用于促进患者健康。健康促进需要更多的自我管理、自主性和长期行为改变计划。因此，我们的设计不会终止于构建一个可行且患者可以接受的社会技术解决方案。相反，挑战来自于持续使用社会技术解决方案来促使他们改变长期行为。因此，我们需要健康促进模型来帮助整合认知工作分析和劝导式设计这两种方法。

（三）健康促进需要理论驱动的设计

我们已经展示了新的健康行为是可以被规划的，而且可以通过技术手段促进这些行动的产生。在劝导性设计的现有理论中，如 Fogg 行为模型和劝导式系统设计框架（Fogg 和 Fogg，2003；Oinas-Kukkonen 和 Harjumaa，2008），一般认为行为变化是一系列因素（如动机和能力）独立作用于变化的连续过程。换句话说，这些现有的模型更关注于改变与行为改变相关的"因素"，而不是行为改变中的"过程"。例如，我们可以设计一款应用程序，向成年人发送规范的健身信息，来促进他们产生锻炼的行为倾向；但如果不帮助他们进行"计划"过程，仅凭这些信息是无法让成年人做好从倾向到行为的准备的。帮助这些成年人"计划"新行为很重要，因为设计支持脊髓损伤或脑卒中患者出院后的家庭物理康复等健康行为是复杂的。健康促进模式强调，健康促进中的行为改变（特别是长期行为改变，如生活习惯改变、康复、坚持治疗）是复杂多样

的。因此，将健康促进模型中的理论与劝导式设计相结合，可以帮助我们构建更坚实的社会技术解决方案，以支持促进健康行为持续变化的因素和过程。认知工作分析将成为一个强有力的工具，通过识别关键因素和改变过程，促进从健康促进模式向劝导式设计的转化。因此，未来应用认知工作分析来设计健康促进社会技术解决方案的研究将成为患者工效学研究和实践的前沿领域。

第四篇

结 论

第 12 章　环境及人群中应用患者工效学关键要点

Rupa S. Valdez　Richard J. Holden　著

　　人因工程学在卫生保健领域可能是一门延续五十多年的成熟学科。20 世纪中叶时，只有少数人因工程学出版物存在（Chapanis 和 Safrin，1960；Hindle，1968；Rappaport，1970），现在人因工程学研究者已经成长为一个大型的、多学科的实践共同体。如今，美国人为因素和人类工程学协会的医疗保健技术小组是该组织内最强大和活跃的小组之一。此外，卫生保健是该协会第二大年度会议的重点，即卫生保健中的人因工程学国际研讨会（卫生保健研讨会）。

　　传统上，人因工程学在医疗服务中的实践主要关注医疗机构设置和医疗专业人员的工作。换言之，人因工程学专业人员一直以来都致力于改善医生、护士、药剂师和其他受过培训的临床和医院工作人员的工作绩效。随着这一领域的发展，大型医疗环境下涌现出小型医疗实践团体。医疗研讨会的结构显示出这一点变化。去年该研讨会进行了医疗环境、用户和临床医疗信息技术患者安全研究和计划、医疗和药物输送设备等多方面的研讨。而且，正如最近会议上的小组讨论所阐述的，在某些环境（急诊科、重症监护室）（Maguire 等，2019；Wang 等，2019）和人群（接受安宁疗护的医院患者、乳腺癌患者）中出现了非正式的社区医疗实践（Ebnali 等，2019；Patterson 等，2019）。

　　本书旨在鼓励患者工效学的综合发展，也希望促进其在特定环境、群体及小型实践社区中的发展。本书在汇集了患者功效学一般理论、方法和手段的基础上，探索患者工效学必须适应特定环境的方式。这种较小的实践社区要么已经建立，如针对老年人的案例分析（Czaja等，2019；Mitzner 等，2009）或文化信息用户健康信息技术（Holden和 Valdez，2019；Montague 等，2013，2014；Zayas-Cabán 和Marquard，2009）；要么正在兴起，例如关注边缘化社区（Valdez 等，2019）和具有医疗复杂性的儿童（Werner 等，2020）。随着这一日益拓宽的趋势，我们预计患者工效学将更加关注患者工作的执行人员类型及执行地点类型。

一、跨越不同背景的患者工效学设想

尽管本书中的每一章都探讨了不同的特定环境及其对患者工效学产生的影响，但各章的内容有主题上的共通性。这些主题可能是考虑在这些环境和其他环境中实践患者工效学的关键点，但没有涵盖在本书内容中。

（一）患者工作是无处不在

本书是文献合集，它强调参与患者工作的人员范围和此类工作发生的地点。可以毫不夸张地说，每个人都或多或少地从事着某种形式的患者工作。即使是目前未患慢性疾病或未经历急性健康相关事件的个人也会参与患者工作，而且有时会主动参与，例如从一系列选项中选择食物（见第 11 章）。家庭和社区环境是患者工作的中心，因为这项工作大部分发生在与卫生专业人员互动的间隙（见第 4 章和第 5 章）。除此之外，患者工作也发生在通常被认为是专业工作空间（见第 2 章）的环境中，以及与卫生保健无关的环境中（见第 6 章）。

（二）患者工作由环境塑造

尽管与患者工作相关的某些任务及其流程在不同的环境中均存在（例如，药物管理、寻求信息），但其具体的执行方式因环境的不同而有显著。因此，支持和帮助特定任务或流程完成的方式也因地而异和人群中也有可能是不同的。例如，寻求信息是急诊科、社区药房和在线健康社区中患者工作的一个突出方面（分别参见第 2 章、第 5 章和第 6 章）。再例如，在不同情形下，对信任、认知负荷、信息混乱和情境意识等概念的理解都是不同的。同样，对不同人群开展的药物管理可能需要注意他们不同的需求。例如，为患有慢性病的幼儿或老年人管理药物可能需要特别考虑他们身边一个或多个非正式护理人员的作用以及多种药物治疗方案的协调（第 8 章和第 9 章）。相比之下，对于一个相对健康但不讲英语的年轻人来说，药物管理可能需要更多地关注识字问题（第 10 章）。

（三）患者工作并不相同

尽管患者工作在不同的环境和人群中都存在，但此类工作的参与并不相同。最明显的可能是近乎健康的人群与慢性病患者间的区别。通常，那些身体状况良好且将主要从事保健类患者工作的人，可能会在与健康有关的活动上花费较少的时间。相比之下，那些慢性病患者可能需要持续参与这类活动。人们往往忽略的一点是健康水平不同的人群所受到的影响是不同的。与健康水平更优越的人群相比，低保障水平的患者群体需要开展额外的患者工作。例如，对于识字率低或英语水平低的人来说，阅读和理解随访的内容可能更困难（见第 10 章）。同样，预算有限且无法获得营养食品的个人更难以坚持制订的食谱。

（四）患者工作与其他工作相交织

尽管"患者工作"这个术语通常会让人联想到单独执行工作的个人形象（Yin 等，2020），实际患者工作与其他人的工作紧密交织在一起。在研究对象是幼儿和老年人的情况下，这些所谓的其他人可能由非正式的照护者组成，且发挥着始终如一的重要作用（见第 8 章和第 9 章）。而在另外一些情况下，参与患者工作的个人也可能包括患者社交网络中的其他人，如多个家庭成员、朋友和社区成员（Skeels 等，2010；Valdez 和 Brennan，2015）。患者还可以与其他患者一起完成患者工作，特别是通过线下和在线支持小组共享信息、咨询问题和寻找理解（见第 6 章）。这种互助式参与也可以通过集体活动的形式开展，患者在集体活动中互相鼓励，追求特定的健康相关目标（见第 7 章）。最后，患者工作可能与其他专业工作同时进行，这是一种我们称之为"协作"的患者工作形式（Holden 等，2013）。与患者合作的专业人员类别多样，并且受到患者需求和互动环境的影响。工作和工作者的这种相互交织可以称为集体工作（Holden 等，2013）。

（五）患者工作是一个连续体

尽管在本书中，我们对患者工作的环境进行了区分；但实际上，患者工作是一个连续体。哮喘患者通常在家庭和社区环境中进行症状跟踪和药物管理。在疾病严重恶化期间，这类患者必须在临床环境中与专业人员进行沟通和共同决策。出院回家后，他们则需要与其他家庭成员协调，以改变他们的日常生活，避免再次发生类似事件。这个简化的示例说明，任何患者工作都随环境而变，在每个环境中有不同的注意事项。换句话说，患者工作可以从面向患者的工作流程（Ozkaynak 等，2017）

或患者的就诊经历（Carayon 等，2020）的角度考虑。因此，患者工效学家必须考虑患者工效学发生的环境之间的转换（见第 3 章）。

（六）患者工作由技术支持

人因工程学专业人员可以通过多种形式协助患者工作，但以技术为基础的干预措施一直是重点领域。用户的健康信息技术作为支持患者工作的一种方式，可以在家庭、社区、临床和虚拟环境中广泛应用（第 2、4、6、7 和 10 章）。但当务之急是人因工程学研究人员和从业者必须明确考虑各种人群的特殊技术需求，包括那些过去一直得不到充分服务的人群。如果不这样做，可能会在不经意间加剧数字鸿沟和持续的健康差距（Gibbons，2005；Siek 等，2019）。因此，我们敦促那些通过用户健康信息技术来支持患者工作的人，有针对性地将广泛的人群纳入其设计工作中（Antonio 等，2019），并明确考虑社会文化因素等可能影响设计的适宜性和实施的方式（Valdez 等，2012）。

（七）患者工效学有意义地借鉴了其他学科

患者工效学声称人因工程学是其主要学科，但实际上，它包含了广泛的学科。除了整合人机交互和应用心理学等相关学科的理论和方法之外，它还借鉴了广泛的健康相关学科的工作，包括护理学（第 2 和 7 章）、药学（第 5 章）、公共卫生（第 4、10 章和 11 章）、初级保健（第 6 和 9 章）、行为科学（第 10 章）和老年医学（第 9 章）。另外，目前相关人士尝试从参与式和社区参与式方法等发展良好的学科中学习（第 7、9 章和 10 章）（Unertl 等，2016；Valdez 和 Edmunds，2019）。随着该领域的发展，人因工程学专业人员有机会参与真正的跨学科工作。长期以来，将这些学科整合到人因工程学实践当中一直受到支持（Moray，1993，2000），并且被证明对患者工效学实践至关重要。

（八）患者工效学是一门新兴学科

尽管本书汇集了众多从事患者工效学领域学者的成果，但该领域仍然是一门新兴学科。正如本书各章中的许多文献综述所指出的，研究环境和人群交互的患者工效学仍处于萌芽状态。案例研究说明了基础研究的必要性，它有助于了解和描述不同环境的患者工作。因此，许多例子强调了定性研究在设计过程早期的作用（第 3、4、7 和 10 章）。随着该领域的发展，对不同环境、人群中患者工作的系统考察和交流将成为干预设计和测试的坚实基础。

二、行动倡议

半个多世纪前，人因工程学理论、方法和医疗技术的价值仍处于发展阶段。今天的患者工效学也有多个不成熟之处。不可否认，患者工效学对患者的健康结果及其日常生活都做出了重大而有意义的贡献。然而，要挖掘这一潜力，还有许多工作要做。同时人因工效学的发展还依赖着实践社区的稳定发展。在本书中，我们探讨了一系列应用患者工效学的环境和人群，但书中所涵盖的内容还远不够详尽。有很多案例在这里无法一一列举，包括农村人口、难民和其他移民、残障人士、家庭照顾者和青少年。其他潜在环境包括疗养院、聚集生活空间、宿舍、无家可归者收容所、监狱、飞机或其他交通工具。本书旨在将研究人员和从业者聚集在一起，并鼓励您，我们的读者，将您的专业知识用于这一不断发展的领域。我们现在齐心协力，争取促进人类健康、发展医疗保健事业！

相 关 图 书 推 荐

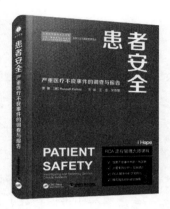

原著：[英] Russell Kelsey
主译：王岳　宋奇繁
定价：139.00 元

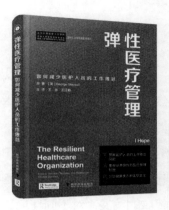

原著：[美] George Mayzell
主译：王岳　王江颖
定价：98.00 元

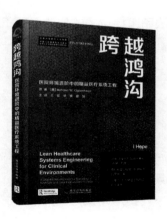

原著：[美] Bohdan W. Oppenheim
主译：王岳　樊荣　霍婷
定价：148.00 元

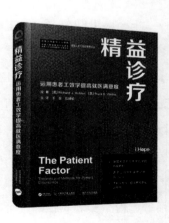

原著：[美] Richard J. Holden 等
主译：王岳　石婧瑜
定价：139.00 元

《患者安全：严重医疗不良事件的调查与报告》

王岳　宋奇繁　主译

《跨越鸿沟：医院环境进阶中的精益医疗系统工程》

王岳　樊荣　霍婷　主译

《人本诊疗：以患者为中心的流程再造》

王岳　石婧瑜　主译

《精益诊疗：运用患者工效学提高就医满意度》

王岳　石婧瑜　主译

《弹性医疗管理：如何减少医护人员的工作倦怠》

王岳　王江颖　主译

《医学人生：医学人文之父威廉·奥斯勒》

郎景和　主译

《困惑中升华：肝移植之父斯塔尔兹的外科风云》

董家鸿　主译

《跨越巅峰：显微神经外科之父亚萨吉尔》

毛颖　陈亮　主审　　　岳琪　陈峻叡　陈嘉伟　主译

《善意的悲剧：乔纳斯·索尔克与疫苗史至暗时刻》

谢文　管仲军　主审　　　陈健　主译

《赋予生命：残疾人关爱运动领导者的燃情岁月》

赵明珠　王勇　主审　　　胡燕　主译

《拯救或破坏：英国医疗体系缔造者约翰·马克斯》

王岳　马金平　主译

《遗传的变革：70 年医学遗传学史》

李乃适　邬玲仟　桂宝恒　主译

《最初的梦想：麦凯利斯特与医学研究生学生会的诞生》

甄橙　主审　　　程陶朱　黄羽舒　主译